Kohlhammer

Anke Rohde

Postnatale Depressionen und andere psychische Probleme

Ein Ratgeber für betroffene Frauen und Angehörige

Verlag W. Kohlhammer

1. Auflage 2014

Alle Rechte vorbehalten
© W. Kohlhammer GmbH, Stuttgart
Gesamtherstellung: W. Kohlhammer GmbH, Stuttgart

Print:
ISBN 978-3-17-022116-1

E-Book-Formate:
pdf: ISBN 978-3-17-025967-6
epub: ISBN 978-3-17-025968-3
mobi: ISBN 978-3-17-025969-0

Für den Inhalt abgedruckter oder verlinkter Websites ist ausschließlich der jeweilige Betreiber verantwortlich. Die W. Kohlhammer GmbH hat keinen Einfluss auf die verknüpften Seiten und übernimmt hierfür keinerlei Haftung.

Inhalt

Vorwort

Baby blues, postnatale Depressionen, Wochenbettpsychose, traumatisch erlebte Geburt, depressive Reaktion nach dem Verlust eines Kindes – Begriffe, die mittlerweile den meisten Menschen aus Presse, Fernsehen und Internet geläufig sind. Dennoch ist es betroffenen Frauen und ihren Angehörigen nach der Geburt eines Kindes oft nur mit Schwierigkeiten möglich, eigene psychische Probleme richtig einzuordnen. Wenn Frauen nach dem »freudigen Ereignis« der Geburt eines Kindes und in den ersten Wochen und Monaten mit dem Neugeborenen alles andere als glücklich sind, stellt sich für sie die Frage, ob dies alles noch »normal« ist und wie sie damit umgehen sollen. Wie kann man »normale« Erschöpfungssymptome von der Depression abgrenzen? Wie weiß man, ob Sorgen und Ängste der jungen Mutter aus der Situation ableitbar sind oder ob sie vielleicht die Grenze einer behandlungsbedürftigen Angsterkrankung schon deutlich überschreiten? Woher weiß ein Partner oder Angehöriger, ob die Mutter aus triftigem Grund niemand anderen ihr Baby versorgen lassen will oder ob sich hier möglicherweise eine Psychose mit Misstrauen und Verfolgungsängsten anbahnt? Woraus kann man ableiten, ob die Erfahrungen mit der schwierigen Geburt des Kindes schon die Merkmale einer traumatisch erlebten Geburt erfüllen? Wann wird aus der Trauer um ein verstorbenes Baby eine reaktive Depression? Und wie geht man mit all diesen Problemen um?

Betroffene Frauen und ihre Familien haben einen großen Informationsbedarf zu Ursachen, Verlauf und Behandlungsmöglichkeiten von Depressionen und anderen psychischen Problemen, die im Zusammenhang mit einer Geburt auftreten können. Aus der eigenen klinischen Erfahrung ist mir die enorme Bandbreite von Problemen und Fragen bekannt. Und ebenso die Not von Betroffenen und Angehörigen, wenn ihr Informationsbedürfnis vom behandelnden Gynäkologen oder der Hebamme nicht zufriedengestellt werden kann; wenn sie den Eindruck haben, die dringend nötige Hilfe nicht zu finden. Noch schwieriger wird es bei anderen Problembereichen, wie etwa Psychosen oder traumatischen Geburtserfahrungen, die

richtige Anlaufstelle zu finden. In manchen Fällen mag es auch damit zu
tun haben, dass der Gang zum Psychiater vermieden wird, obwohl er der
richtige und auf jeden Fall kompetente Ansprechpartner ist und ggf. auf
weitere Behandlungsmöglichkeiten hinweisen kann – wie etwa eine Psychotherapie oder auch die stationäre Aufnahme in einer geeigneten Klinik.
Betroffene befürchten nicht selten eine Stigmatisierung – man möchte
nicht für verrückt gehalten werden. Und schließlich sind die betroffenen
Frauen oft auch überzeugt, dass es ihre eigene Schwäche und Unfähigkeit ist und nicht eine behandlungsbedürftige Erkrankung. Wozu soll dann
also ein Arzt hilfreich sein?

Dieses Buch soll Betroffenen und Angehörigen helfen zu erkennen, wann
es möglicherweise um krankheitswertige Symptome geht, wo man sich
Hilfe holen kann, wie eine Behandlung aussehen könnte und welche zu-
sätzlichen Unterstützungsmöglichkeiten bestehen. Um dies weniger theo-
retisch und möglichst gut nachvollziehbar zu machen, habe ich verschiedene meiner Patientinnen gefragt, ob sie etwas aus ihren Erfahrungen
berichten können. Was hätte ihnen geholfen, wenn sie es von einer betroffenen Frau gehört oder gelesen hätten? Was ist ihre Botschaft an andere Betroffene? Möglicherweise wird es leichter, sich um Hilfe zu bemühen, wenn man sieht, wie es anderen Frauen und ihren Familien ergangen
ist. Dabei kann das Wissen von Bedeutung sein, wie leicht man mit der
richtigen Hilfe aus der Falle der postnatalen Depression oder sonstigen
psychischen Problematik nach der Entbindung herauskommen kann. Und
ebenso hilfreich kann es sein, die Schilderungen der Frauen zu lesen, die
lange versucht haben, alles mit sich alleine auszumachen und einen langen und schwierigen Weg bis zur Genesung gegangen sind. Diese persön-
lich von den Frauen verfassten Erfahrungsberichte finden Sie am Ende des
Buches.

Zum Schluss noch der Hinweis, dass aus Gründen der Lesbarkeit in der
Regel nur die männliche oder weibliche Form verwendet wird, zum Beispiel »der Psychiater«, »der Gynäkologe«, »der Hausarzt« und »die Psychotherapeutin«, »die Psychologin«. Selbstverständlich ist auch das jeweils
andere Geschlecht gemeint.

Anke Rohde, im Februar 2014

Danksagung

An dieser Stelle möchte ich mich bei den vielen Frauen bedanken, die als selbst Betroffene mit großer Offenheit über ihre Probleme berichtet haben – immer mit der Zielsetzung, anderen Frauen in ähnlicher Situation zu helfen. Und unser Dank gilt ebenfalls den Partnern/der Partnerin, die aus eigener Perspektive die Erlebnisse schildern.

Ein ganz besonderer Dank gilt Frau Sylvia Nogens, die Leiterin einer lokalen Selbsthilfegruppe von Schatten & Licht e.V. ist. Sie hat sich der Mühe unterzogen, das Manuskript vollständig zu lesen. Vielen Dank dafür und für die hilfreichen Anmerkungen und Änderungsvorschläge. Und auch Frau Dr. med. Valenka Dorsch, Frau Dipl.-Psych. Angela Klein und Frau Elke Bading danke ich für die Durchsicht des Manuskriptes und vielfältige Anregungen.

1 Welche Probleme können nach einer Geburt auftreten?

»Ich hatte eine wundervolle Schwangerschaft, war stolz auf meinen Bauch, führte eine glückliche Ehe, und dieses Kind, mit dem wir fast schon nicht mehr gerechnet hatten, war ein sogenanntes Wunschkind. Auch die Entbindung war nicht schwer. Deshalb habe ich die Welt nicht mehr verstanden, als es mir bereits 36 Stunden nach der Entbindung psychisch sehr schlecht ging.....«

So begann ein Brief, den ich zu Beginn meiner Tätigkeit an der Universitätsfrauenklinik in Bonn und der Einrichtung der Abteilung »Gynäkologische Psychosomatik« von einer betroffenen Frau bekam. Sie berichtete in ihrem Brief über die schwere Depression nach ihrer ersten Entbindung und den Versuch, ihrem Leben ein Ende zu setzen, der nur mit viel Glück nicht zum Ziel geführt hatte. Wir werden diese betroffene Mutter bei den Fallbeispielen noch einmal wiedertreffen.

In der Zwischenzeit haben meine Mitarbeiterinnen und ich in der Gynäkologischen Psychosomatik der Universitätsfrauenklinik in Bonn über tausend Patientinnen mit Depressionen und anderen psychischen Störungen nach der Entbindung gesehen. Fast immer berichten sie über bestimmte Symptome und Erlebnisweisen; und auch die daraus entstehenden Probleme in der Familie sind sich sehr ähnlich. Immer wieder hören wir von Veränderungen in der Selbstwahrnehmung, von Verunsicherung, von Problemen im sozialen Umfeld bis hin zu dauerhaften Familienkrisen. Es werden fast immer die gleichen Fragen gestellt, wie etwa nach den Ursachen, nach Behandlungsmöglichkeiten oder auch nach der Wahrscheinlichkeit, dass eine solche Depression bei einer weiteren Schwangerschaft noch einmal auftreten kann. Diese und ähnliche Fragen zu beantworten, Hintergründe zu erhellen und damit Ängste zu nehmen, ist das Ziel der folgenden Kapitel. Die Lektüre ersetzt nicht die Behandlung, wenn eine solche erforderlich ist. Vielmehr soll damit Unterstützung beim Erkennen von Art und Ausmaß bestehender Probleme geboten werden. Und es sollen Wege aufgezeigt werden, wie und wo man sich frühzeitig Hilfe holen kann.

Im Mittelpunkt dieses Buches stehen die postnatalen Depressionen, weil sie das häufigste Problem rund um die Geburt darstellen und oftmals einen erheblichen Leidensdruck erzeugen. Aber um postnatale Depressionen verstehen und richtig einordnen zu können, ist es sinnvoll, auch verwandte Störungsbilder zu kennen, die ebenfalls in der Zeit nach einer Entbindung zu starken Einschränkungen in der Lebensqualität führen können. Nicht selten kommt es übrigens auch zur Mischung verschiedener Problembereiche.

Postnatale Störungen – ein Überblick

Psychische Störungen nach der Geburt eines Kindes können bereits ab dem ersten Tag nach der Entbindung beginnen; rückblickend erkennt man dann nicht selten, dass bereits in der Schwangerschaft erste Symptome da waren. In solchen Fällen ist der Zusammenhang mit der Geburt für Betroffene viel einfacher herzustellen, als wenn die Symptome erst Wochen und Monate nach der Entbindung beginnen.

Für die einzelnen Arten von Störungen gibt es unterschiedliche Zeitpunkte, zu denen sie typischerweise auftreten. So ist für die »Heultage« (»Baby blues«) typisch, dass sie zwischen dem 3. und 5. Tag nach der Entbindung ihren Höhepunkt haben, nämlich dann, wenn die Hormonumstellung die stärksten Auswirkungen hat (▶ S. 17). In den ersten 14 Tagen nach der Entbindung beginnen insgesamt etwa ¾ aller postnatalen Psychosen. Postnatale Depressionen beginnen dagegen eher schleichend in den ersten Wochen und Monaten. Tabelle 1 gibt einen Überblick über die häufigsten psychischen Probleme nach der Entbindung, den Zeitpunkt ihres Auftretens, den üblichen Verlauf und typische erste Symptome.

Baby blues – störend, aber harmlos

Wir beginnen deshalb mit dem sogenannten »Baby blues«, weil der im Gegensatz zu den folgenden Störungsbildern nicht behandlungsbedürftig ist,

Tabelle 1: Beginn, Dauer und erste Symptome

Typ	Beginn	Dauer	Erste Symptome
»Baby blues« (»Heultage«, »Postnatal blues«)	3.–5. Tag nach der Entbindung	wenige Tage	Allgemein erhöhte Empfindlichkeit, Stimmungslabilität steht im Vordergrund mit raschem Wechsel zwischen Glücklichsein, Weinen, Reizbarkeit etc.
Postnatale Depression (»Wochenbettdepression«, »Postpartale Depression«)	Erste Tage/ Wochen bis Monate nach der Entbindung	abhängig vom Schweregrad Wochen bis Monate, im Extremfall auch länger (Chronifizierung ▶ S. 96)	Niedergeschlagenheit, Weinen, Versagens- und Schuldgefühle, Grübeln, Konzentrationsstörungen, Schlafstörungen, Appetitminderung, Erschöpfung, Müdigkeit
Postnatale Psychose (»Wochenbettpsychose«, postpartale Psychose)	Erste Tage bis Wochen nach der Entbindung, ca. 75 % innerhalb der ersten 2 Wochen	abhängig von Schweregrad und klinischem Bild Tage bis Monate. In der Regel stationäre Behandlung erforderlich	Schlafstörungen, Konzentrationsstörungen, Stimmungsschwankungen, Verhaltensänderungen, irreale Ängste, ungeordnetes Denken. Manchmal auch direkt Beginn mit produktivpsychotischen Symptomen (Wahn, Halluzinationen, Beeinflussungserlebnisse)
Depressive Reaktion nach Totgeburt/ Frühgeburt/ Geburt eines kranken oder behinderten Kindes	Meist direkt nach dem Ereignis, manchmal auch Wochen /Monate später	abhängig von Schweregrad und klinischem Bild Wochen bis Monate	Zu Beginn meist innere Betäubung, »Schock«, Verzweiflung. Dann Übergang in längere depressive Reaktion mit einer Vielzahl depressiver Symptome

Tabelle 1: Beginn, Dauer und erste Symptome – Fortsetzung

Typ	Beginn	Dauer	Erste Symptome
Posttraumatische Belastungsstörung nach einer traumatisch erlebten Entbindung	Erste Tage bis Wochen nach der Entbindung Diagnosestellung frühestens 6 Wochen nach der traumatischen Erfahrung	abhängig von Schweregrad und klinischem Bild Wochen bis Monate, im Extremfall auch länger (Chronifizierung)	Wiedererleben der Geburt in Albträumen und eindringlichen Erinnerungen (»flashbacks«), Schlafstörungen, Weinen, Gefühl innerer Taubheit, Reizbarkeit, sozialer Rückzug; nicht selten Begleitdepression

---

Begriffsklärung postnatal/postpartal

Postnatal und postpartal werden in der psychiatrischen Fachsprache praktisch gleichgesetzt: »post« bedeutet »nach« in der lateinischen Sprache, »natus« ist die »Geburt«. »Partus« kommt ebenfalls aus dem Lateinischen und bedeutet »Entbindung«. »Postpartal« bedeutet also »nach der Entbindung«, »postnatal« dagegen ganz korrekt »nach der Geburt«, nämlich aus der Sicht des Kindes. In der Praxis wird es aber auch für »nach der Entbindung« verwendet.

Im englischen Sprachraum und besonders in der dortigen Umgangssprache wird üblicherweise die Bezeichnung »postnatal« verwendet. Obwohl in der deutschen Fachsprache der Begriff »postpartal« korrekter ist, setzt sich auch bei uns in der Umgangssprache und in der Wissenschaftssprache immer mehr die Bezeichnung »postnatal« durch. Deshalb wird in diesem Buch durchgängig dieser Begriff verwendet.

Umgangssprachlich ist oft von der »Wochenbettdepression« die Rede. Der Begriff »Schwangerschaftsdepression« ist dagegen nicht korrekt: den würde man nur verwenden, wenn es tatsächlich um eine Depression in der Schwangerschaft geht.

sondern ganz normale Folge der sehr abrupten Hormonumstellung nach der Geburt. Etwa um den dritten bis fünften Tag nach der Entbindung fallen die Hormonspiegel, die sich in der Schwangerschaft gebildet hatten, sehr plötzlich wieder ab. Wie alle ausgeprägten hormonellen Veränderungen können auch diese Hormonschwankungen zu psychischer Labilität führen.

Wie »Heultage« im Deutschen ist der »Baby blues« ein umgangssprachlicher Begriff aus der englischen Sprache. Er leitet sich von dem englischen Wort »blues« ab (umgangssprachlich für Melancholie; findet sich auch in der Musiksprache). Die Tatsache, dass es auf Deutsch für die »Heultage« keine allgemein akzeptierte Fachbezeichnung gibt, zeigt schon, dass es sich hier nicht um eine Krankheit handelt. Von Müttern habe ich wiederholt gehört, dass sie den Begriff »Heultage« diskriminierend finden; seitdem verwende ich ihn nur noch selten. Allgemein setzt sich im deutschen Sprachgebrauch – sowohl in der Fachsprache als auch in der Laiensprache – der Begriff »Baby blues« immer mehr durch.

Nur sehr selten ist ein ausgeprägter »Baby blues« zugleich der Beginn einer postnatalen Depression. Die Stimmungslabilität mit raschem Wechsel zwischen Glücklichsein und Weinen, erhöhter Empfindlichkeit, manchmal einhergehend mit Schlafstörungen oder sonstigen Verhaltensveränderungen, ist nicht behandlungsbedürftig. Ruhe, Abschirmung vor allzu viel Außenreizen und Verständnis und Fürsorge vonseiten der Angehörigen reichen in der Regel aus. Wenn die Symptome allerdings länger als 2 oder 3 Tage bestehen oder andere Auffälligkeiten hinzukommen, sollte an den Beginn einer Depression oder auch einer Psychose gedacht werden.

Postnatale Depressionen – das Gefühl, eine schlechte Mutter zu sein

Die Symptomatik einer postnatalen Depression kann von einer leichten depressiven Verstimmung bis hin zur schweren Depression reichen. Alle Arten depressiver Symptome kommen vor; die häufigsten Symptome einer Depression nach der Entbindung sind in Tabelle 2 zusammengefasst.

Tabelle 2: Mögliche Symptome der postnatalen Depression

Mögliche Symptome der postnatalen Depression	
Konzentration/ Gedächtnis	Konzentrationsstörungen, manchmal Gedächtnisprobleme
Denken	Grübeln, Denkverlangsamung, Denkhemmung
Antrieb	Lust- und Interesselosigkeit, Antriebsminderung, Apathie, sozialer Rückzug, Bewegungsunruhe
Affektivität	Depressivität, Versagens- und Schuldgefühle, als unzureichend empfundene Mutter-Kind-Gefühle, innere Unruhe, Gereiztheit/ Aggressivität
Ängste	Unbestimmte Angst, Panikattacken
Zwang	Zwangsgedanken und -impulse (z. B. dem Kind etwas anzutun), selten Zwangshandlungen (z. B. Waschzwang)
Schlaf	Einschlaf- und Durchschlafstörungen, Früherwachen
Suizidalität/ Autoaggressivität	Lebensmüde Gedanken, Suizidgedanken, selten Suizidhandlungen, selten selbstverletzende Handlungen
Somatische (körperliche) Symptome	Müdigkeit, Appetitminderung, Gewichtsverlust, Druckgefühl in der Brust, Kloßgefühl im Hals, vielfältige andere körperliche Missempfindungen und Schmerzen
Produktiv-psychotische Symptome	Nur bei schwerer psychotischer Depression depressiver Wahn (z. B. Schuldwahn)

Besonders häufig leiden depressive Mütter unter dem Gefühl, eine schlechte Mutter zu sein, woraus Schuld- und Versagensgefühle entstehen. Diese Symptome gehen nicht selten einher mit der Überzeugung, dass die Gefühle dem Kind gegenüber unzureichend sind, dass sie nicht den erwarteten Muttergefühlen entsprechen. Eine Störung der Mutter-Kind-Bindung ist Teil der Depression, wird aber von den betroffenen Frauen nicht als Krankheitssymptom, sondern vielmehr als eigenes Versagen gewertet.

Treten im Rahmen der postnatalen Depression Zwangsgedanken oder Zwangsimpulse (▸ S. 101) auf mit dem Inhalt, dem Kind etwas anzutun, führt dies zu ausgeprägten Scham- und Schuldgefühlen.

Fast jede von schweren depressiven Symptomen betroffene Frau berichtet, dass es zu irgendeinem Zeitpunkt auch zu lebensmüden und schließlich suizidalen Gedanken gekommen ist oder auch zur Überlegung, das Kind zur Adoption freizugeben. Und all das vielleicht sogar, obwohl es sich um ein Wunschkind handelt. Besonders in der Möglichkeit des erweiterten Suizids bei schweren Depressionen (Selbsttötung mit vorheriger Tötung des Kindes) liegt eine Gefahr für Mutter und Kind, auch wenn solche Fälle glücklicherweise extrem selten sind. Ebenfalls selten können bei Frauen, die in ihrer Vorgeschichte schon mit autoaggressiven (also selbstverletzenden) Handlungen zu tun hatten, entsprechende Verhaltensweisen im Rahmen der Depression wieder auftreten. Solche Selbstverletzungen dienen beispielsweise der Spannungsabfuhr oder dem Wunsch, »sich selbst wieder zu spüren«. Sie sind nicht gleichzusetzen mit lebensmüden bzw. suizidalen Gedanken, wo der Gedanke an den erwünschten Tod im Vordergrund steht.

Aus der Praxis lassen sich drei Typen postnataler Depressionen beschreiben (▸ Tab. 3). Am häufigsten ist der »Insuffizienztyp« mit etwa 2/3 der Fälle, bei dem Insuffizienzgefühle (= Versagensgefühle) im Vordergrund stehen. Deutlich seltener, aber für die Betroffenen wegen ausgeprägter Schuld- und Schamgefühle mit einem enormen Leidensdruck verbunden, ist der »Zwangstyp« (etwa 20 %). Am seltensten sind Depressionen, bei denen Panikattacken im Vordergrund stehen.

Tabelle 3: Typen postnataler Depressionen

Typ postnataler Depression	Im Vordergrund stehende Symptomatik
»Insuffizienztyp«	Depressive Verstimmung steht im Vordergrund mit Insuffizienzgefühlen (= Versagensgefühlen), Schuldgefühlen, der Überzeugung, eine schlechte Mutter zu sein. Die Mutter-Kind-Gefühle sind nicht in der Art vorhanden, wie die Mutter sie erwartet, was wiederum Schuldgefühle verursacht. Zusätz-

Tabelle 3: Typen postnataler Depressionen – Fortsetzung

Typ postnataler Depression	Im Vordergrund stehende Symptomatik
	liche Symptome, wie Konzentrationsstörungen, Antriebsmangel, Schlafstörungen, Appetitstörungen, Tagesschwankungen, Gereiztheit, lebensmüde Gedanken bis hin zur Suizidalität
»Zwangstyp«	Depressive Verstimmung mit im Vordergrund stehender Zwangssymptomatik (Gedanken bzw. Impuls, dem eigenen Kind etwas anzutun, es zu verletzen, zu töten etc.). Verbunden mit ausgeprägten Schuld- und Schamgefühlen, Angst vor Kontrollverlust und Vermeidungsverhalten (Situationen, in denen das Kind vermeintlich »gefährdet« ist, werden vermieden). Die Depression entwickelt sich häufig nach der Zwangssymptomatik. Selten kann auch der Gedanke, sich selbst etwas anzutun, Inhalt solcher Zwangsgedanken sein (Die betroffene Frau denkt ständig daran, sich etwas anzutun, will dies aber ganz sicher nicht und hat Angst davor, dass sie das umsetzen könnte).
»Paniktyp«	Depressive Verstimmung parallel mit dem meist erstmaligen Auftreten von Panikattacken

Noch eine Begriffsklärung: Wochenbettdepression/Wochenbettpsychose

Die Begriffe »Wochenbettdepression« und »Wochenbettpsychose« werden im Alltag immer noch verwendet, um deutlich zu machen, dass eine Depression oder eine Psychose im zeitlichen Zusammenhang mit einer Entbindung aufgetreten ist. Völlig korrekt ist das jedoch nicht immer, da das »Wochenbett« aus gynäkologischer Sicht die ersten 6 bis 8 Wochen nach der Entbindung umfasst, in denen sich die schwangerschaftsbedingten Veränderungen des Körpers zurückbilden. Zwar beginnen in diesem Zeitraum die meisten Psychosen, Depressionen jedoch können auch erst deutlich nach dieser Zeit auftreten. Außerdem haben verschiedene wissenschaftliche Untersuchungen gezeigt, dass Depressionen und Psychosen nach der Entbindung in allen wichtigen Punkten vergleichbar sind mit Depressionen und Psychosen, die in anderen Lebenssituationen auftreten. Es hätte also auch sein können, dass zu einem ganz anderen Zeitpunkt im Leben eine Depression oder eine Psychose beginnt. Die Schwangerschaft und die Entbindung mit allen begleitenden Lebensveränderungen sind in dem Fall »nur« als eine besondere Stresssituation zu werten – oder wie man in der psychiatrischen Fachsprache sagt, als »relevantes Lebensereignis« (»life event«), wie sie nicht selten im Vorfeld psychischer Störungen zu finden sind.

Genauer spricht man also statt von einer »Wochenbettdepression« oder einer »Wochenbettpsychose« von Depressionen oder Psychosen, die nach der Entbindung begonnen haben – oder in der psychiatrischen Fachsprache ganz korrekt von »postnatal beginnender Depression« bzw. »postnatal beginnender Psychose«. Doch auch hier führt der klinische Alltag zu Verkürzungen, und deshalb werden häufig die Begriffe »postnatale Depression« und »postnatale Psychose« verwendet.

Die EPDS – erster Schritt zur Erkennung von Problemen

Die EPDS (Edinburgh Postnatal Depression Scale) ist ein Selbstbeurteilungsfragebogen, der von der betroffenen Frau ausgefüllt wird und in einem ersten Schritt dabei helfen kann zu erkennen, ob möglicherweise eine behandlungsbedürftige depressive Problematik vorliegt. Die EPDS wird als sogenanntes Screening-Instrument mittlerweile weltweit eingesetzt, sowohl in wissenschaftlichen Studien als auch in der täglichen ärztlichen Praxis. Screening bedeutet in diesem Falle, einen ersten Anhaltspunkt dafür zu bekommen, ob die bestehenden Probleme ernsthafter Natur sein könnten. Die 10 Fragen der EPDS werden von der betroffenen Frau beantwortet und anschließend die Punktwerte, die bei jeder Frage zwischen 0 und 3 liegen können, zusammengezählt und so ein Gesamtwert ermittelt. Dieser kann zwischen 0 und 30 liegen. Wenn Sie einen

Wert über 12 oder 14 erreichen, sollten Sie ernsthaft das Vorliegen einer Depression in Erwägung ziehen. Auf jeden Fall sollte eine genauere diagnostische Abklärung erfolgen. Liegt der Wert bei 20 oder höher, kann man schon ziemlich sicher sagen, dass Unterstützung Not tut, weil die Depressivität ein Ausmaß erreicht hat, das wahrscheinlich nicht mehr so ohne weiteres von selbst abklingen wird. Wichtig ist aber der Hinweis, dass alleine aus diesem Fragebogen keine Diagnose abgeleitet werden kann; das kann letzten Endes nur ein Arzt oder eine Psychotherapeutin tun. Falls nicht sofort ein Termin beim Facharzt (Psychiater) möglich ist, hilft auf jeden Fall auch der Hausarzt als erste Anlaufstelle. Viele Hausärzte kennen sich nämlich mit der Behandlung von Depressionen recht gut aus und verschreiben bei Notwendigkeit auch Antidepressiva. Gynäkologen sind bezüglich der Verschreibung von Medikamenten wahrscheinlich zurückhaltender, sind aber auf jeden Fall auch mögliche erste Ansprechpartner, um das weitere Vorgehen zu besprechen, wenn der Verdacht auf das Vorliegen depressiver oder anderer psychischer Symptome besteht. Und falls Sie sich scheuen, nach einem Selbsttest mit der EPDS direkt einen Arzt aufzusuchen, gibt es auch die Möglichkeit, sich bei der Selbsthilfegruppe »Schatten & Licht e. V. – Krise rund um die Geburt« (www.schatten-und-licht.de) Rat zu holen.

Selbsttest »Stimmung nach der Geburt« (EPDS)

In den letzten 7 Tagen

(oder in den Tagen seit der Geburt, wenn diese weniger als 7 Tage her ist):

1) konnte ich lachen und das Leben von der sonnigen Seite sehen

- 0 ☐ so wie ich es immer konnte
- 1 ☐ nicht ganz so wie sonst immer
- 2 ☐ deutlich weniger als früher
- 3 ☐ überhaupt nicht

2) konnte ich mich so richtig auf etwas freuen

- 0 ☐ so wie immer
- 1 ☐ etwas weniger als sonst
- 2 ☐ deutlich weniger als früher
- 3 ☐ kaum

3) fühlte ich mich unnötigerweise schuldig, wenn etwas schief lief

- 3 ☐ ja, meistens
- 2 ☐ ja, manchmal
- 1 ☐ nein, nicht so oft
- 0 ☐ nein, niemals

4) war ich aus nichtigen Gründen ängstlich und besorgt

- 0 ☐ nein, überhaupt nicht
- 1 ☐ selten
- 2 ☐ ja, manchmal
- 3 ☐ ja, häufig

5) erschrak ich leicht bzw. reagierte panisch aus unerfindlichen Gründen

- 3 ☐ ja, oft
- 2 ☐ ja, manchmal
- 1 ☐ nein, nicht oft
- 0 ☐ nein, überhaupt nicht

6) überforderten mich verschiedene Umstände

3 ☐   ja, die meiste Zeit war ich nicht in der Lage, damit fertig zu werden

2 ☐   ja, manchmal konnte ich damit nicht fertig werden

1 ☐   nein, die meiste Zeit konnte ich gut damit fertig werden

0 ☐   nein, ich wurde so gut wie immer damit fertig

7) war ich so unglücklich, dass ich nicht schlafen konnte

3 ☐   ja, die meiste Zeit

2 ☐   ja, manchmal

1 ☐   nein, nicht sehr oft

0 ☐   nein, überhaupt nicht

8) habe ich mich traurig und schlecht gefühlt

3 ☐   ja, die meiste Zeit

2 ☐   ja, manchmal

1 ☐   selten

0 ☐   nein, überhaupt nicht

9) war ich so unglücklich, dass ich geweint habe

3 ☐   ja, die ganze Zeit

2 ☐   ja, manchmal

1 ☐   nur gelegentlich

0 ☐   nein, niemals

10) überkam mich der Gedanke, mir selbst Schaden zuzufügen

3 ☐   ja, ziemlich oft

2 ☐   manchmal

1 ☐   kaum

0 ☐   niemals

Bewertung:

Nach Zusammenzählen der Zahlen kann der Wert zwischen 0 und 30 liegen.

Liegt der **Wert bei 12 oder niedriger**, könnte es sich um vorübergehende, leichte depressive Symptome handeln. Am besten noch etwas abwarten und den Test nach einer Woche wiederholen.

Liegt der **Wert über 12** oder sogar deutlich über 12, möglichst einen Arzt oder eine Psychotherapeutin zu Rate ziehen, die eine genauere Depressionsdiagnostik durchführen können.

Liegt der **Wert um 20 oder höher**, ist dringend zu empfehlen, sich Unterstützung zu suchen. Eine Depression oder eine verwandte Erkrankung, die mit depressiven Symptomen einhergeht, ist ziemlich wahrscheinlich.

Quelle: Bergant et al., Deutschsprachige Fassung und Validierung der »Edinburgh postnatal depression scale«, in: Deutsche Medizinische Wochenschrift, 16. Januar 1998, 123(3), S. 35–40.

Postnatale Psychosen – die veränderte Realität

Psychosen beginnen meist sehr plötzlich in den ersten Tagen und Wochen nach einer Entbindung, manchmal sogar schon am Tag der Entbindung. Die betroffene Mutter fällt durch verändertes Verhalten, irreale Gedanken, Ängste und Befürchtungen auf. Besonders wenn sie sich verfolgt oder von anderen Menschen beeinträchtigt fühlen, sind die Mütter hochgradig ängstlich und meist sehr misstrauisch. Reale Erlebnisse und Wahrnehmungen werden als etwas anderes verkannt und in einer eigenen, für die Umgebung nicht nachvollziehbaren Weise interpretiert.

Stimmungsveränderungen bei Psychosen sind häufig genau das »Gegenteil« einer Depression; vorherrschend ist eine *gehobene Stimmung* (»übereuphorisch«, je nach Ausmaß als hypomanisch oder manisch bezeichnet). Verbunden damit sind nicht selten andere typische Symptome, wie etwa Gedankenrasen (»Ideenflucht«), Antriebssteigerung, vermindertes Schlafbedürfnis und Größenideen bzw. Größenwahn. Inhalt solcher Größenideen kann dann beispielsweise die Überzeugung sein, das neugeborene Kind sei das Jesuskind oder es bestehe Kontakt zu Gott. Auch »besondere Fähigkeiten« schreibt sich eine betroffene Frau oftmals zu. Auch kann eine *gereizt-aggressive Stimmung* vorherrschen und sich gegen Personen in der Umgebung (z. B. den Ehemann) richten.

Eine Frau, bei der der Verdacht auf eine postnatale Psychose besteht, muss *immer, und zwar kurzfristig, einem Psychiater vorgestellt werden*. Nur der kann feststellen, ob eine stationäre psychiatrische Behandlung erfolgen muss, etwa wegen der Gefährdung des Kindes oder der Mutter selbst. Da es problematisch sein kann, einen raschen Termin bei einem niedergelassenen Psychiater zu bekommen, ist die zuständige psychiatrische Klinik beim Verdacht auf das Vorliegen einer Psychose die richtige Anlaufstelle. Dort gibt es rund um die Uhr einen Notfalldienst, und man kann sich ohne vorherige Terminabsprache dort vorstellen.

Unter dem Eindruck psychotischer Symptome kann eine *Gefährdung des Kindes* entstehen. So z. B. durch die wahnhafte Überzeugung der betroffenen Mutter, dass das Kind vertauscht ist, dass es das Kind böser Eltern ist. Oder sie ist der Überzeugung, dass man ihr das Kind wegnehmen will und dass sie es beschützen muss. Gefährlich sind auch akustische Halluzinationen (Stimmenhören, z. B. befehlsgebender Stimmen: »Wirf das Kind aus dem Fenster, es ist das Kind schlechter Eltern!«). Typischerweise ist die Mutter unter dem Einfluss der psychotischen Symptome nicht mehr in der Lage, ihre Handlungen richtig einzuschätzen. Es kommt auch vor, dass sie das Kind unangemessen behandelt, es beispielsweise wie eine Puppe anfasst.

Die *Behandlung* einer postnatalen Psychose richtet sich nach der im Vordergrund stehenden Symptomatik und muss in der Regel unter stationären Bedingungen mit antipsychotisch wirkenden Medikamenten (Antipsychotika, auch als Neuroleptika bezeichnet) erfolgen. Dann kann es bereits innerhalb weniger Tage zum Abklingen der psychotischen Symptome kommen. In den meisten Fällen wird innerhalb weniger Wochen eine Besserung der Symptome bis hin zur vollständigen Beschwerdefreiheit erreicht. Wenn vorher keine psychische Erkrankung bekannt war, ist nur selten mit einer längerdauernden Psychose zu rechnen.

Allerdings kämpfen betroffene Frauen oft noch lange mit *Folgeerscheinungen der Psychose*, wie etwa Verunsicherung und Ängsten sowie der Befürchtung, der Versorgung des Kindes nicht gerecht werden zu können. Gerade in diesen Fällen ist nach Abklingen der akuten Symptomatik die gemeinsame Behandlung von Mutter und Kind anzustreben, da dies bei der Überwindung von Selbstzweifeln und Unsicherheiten sehr hilfreich sein kann. Optimal ist eine gemeinsame Behandlung in einer sogenannten *Mutter-Kind-Einheit in einer Klinik oder Tagesklinik*, bei der die Beziehungsaufnahme und die schrittweise Verantwortungsübernahme für das Kind im Mittelpunkt der Therapie stehen. Allerdings ist die Zahl solcher Behandlungseinrichtungen für Mütter mit Kindern in Deutschland leider immer noch sehr begrenzt. Ein Überblick über Kliniken mit Mutter-Kind-Behandlungsplätzen findet sich bei *www.schatten-und-licht.de.* Allerdings sind auch andere Kliniken unter Umständen bereit, den Säugling mit aufzunehmen. Also auf jeden Fall nachfragen. Auch wenn mit einer akuten Erkrankung zunächst die Aufnahme der Mutter ohne das Kind erfolgen musste, kann bei Besserung der Symptome auch die Verlegung in eine Mutter-Kind-Einheit in Erwägung gezogen werden.

Um die erlebte Psychose zu verarbeiten und das alte Lebensgefühl wieder zu bekommen, kann auch eine anschließende *psychotherapeutische Behand-*

lung sinnvoll sein. Die betroffene Mutter muss verkraften und bewältigen, was da mit ihr passiert ist. Sie sollte die Gelegenheit haben, diese unerwartete psychische Erkrankung zu verarbeiten. Und es ist ihr zu wünschen, dass nicht allzu große Ängste vor einer neuen Erkrankung zurückbleiben. Deshalb gehört zu einer Nachbehandlung auch die Information über Risikofaktoren, mögliche auslösende Situationen und auch das Erlernen von Strategien, mit schwierigen Situationen umzugehen. Die geeignete Psychotherapieform bei Psychosen ist die Verhaltenstherapie, wo man beispielsweise Stressmanagement und Entspannung erlernen kann.

Bei *weiteren Entbindungen* kann es zwar zum erneuten Auftreten einer Psychose kommen; das muss aber nicht geschehen. Jedoch drückt sich in der postnatalen Psychose eine etwas erhöhte »Anfälligkeit« für psychische Störungen insgesamt aus (von den Psychiatern »Vulnerabilität« genannt); weitere Erkrankungen können also für das spätere Leben nicht ganz ausgeschlossen werden. Kam es zur Psychose nach einer Entbindung, sollte die nächste Schwangerschaft möglichst gut geplant werden und nach fachkompetenter Beratung dann auch die Frage einer medikamentösen Vorbeugung entschieden werden (▶ S. 95). Vor allem, wenn längerfristig Medikamente eingenommen werden müssen, sollte eine solche Beratung erfolgen.

Im Falle einer Psychose geht es nicht ohne psychiatrische Behandlung!

Zu einer Psychose gehört ein verändertes Realitätserleben und auch die Schwierigkeit, selbst zu erkennen, was möglicherweise nicht stimmt. Deshalb können Mütter, die postnatal psychotische Symptome entwickeln, selbst meist nicht angemessen einschätzen, was für sie richtig ist. In solchen Fällen müssen die Angehörigen manchmal Entscheidungen für die betroffene Frau treffen, z. B. sich in einer psychiatrischen Klinik vorzustellen. Wenn dies nicht gelingt, weil die betroffene Mutter nicht einverstanden ist, auf jeden Fall ärztliche Hilfe vor Ort holen – beispielsweise den Hausarzt um einen Hausbesuch bitten oder auch den ärztlichen Notdienst informieren. Auch wenn das vielleicht in der Situation »böses Blut« gibt – später wird die betroffene Frau dankbar sein, dass sie frühestmöglich in die Klinik und in fachkompetente Behandlung gekommen ist.

Derselbe »Film« läuft immer wieder ab – nach der traumatisch erlebten Entbindung

Wenn Frauen das Geburtsgeschehen als traumatisch erleben, kann sich im Extremfall im Anschluss an eine Entbindung die im übernächsten Abschnitt beschriebene Symptomatik einer Posttraumatischen Belastungsstörung (PTBS) entwickeln. Beispielsweise dann, wenn während der Entbindung Dinge passieren, die von der betroffenen Frau als besonders schlimm erlebt werden. Ob daraus posttraumatische Symptome werden, hängt unter anderem von der jeweiligen Vorgeschichte und Persönlichkeit ab sowie vom erlebten Gefühl der Hilflosigkeit und des Ausgeliefertseins in der Situation. Auch eine massive Verletzung der Schamgefühle kann dazu beitragen. Die als traumatisch erlebten Erfahrungen können sich beispielsweise auf die Behandlung durch Geburtshelfer und Hebammen beziehen, auf einen von der Patientin erlebten Informationsmangel, besonders schmerzhafte Behandlungsabläufe, Komplikationen oder auch die Länge und Schwere der Wehen.

Weil Frauen in den Industrieländern heute einer Entbindung meist gut informiert und mit klaren *Erwartungen* entgegen gehen, sind sie nicht selten enttäuscht und quälen sich mit Versagensgefühlen, wenn die Geburt nicht wie geplant verläuft. Wenn die Geburt nach langer Zeit mit Wehen und Schmerzen schließlich doch im Kaiserschnitt endet, wird dies nicht selten als eigenes Versagen gewertet. Auch nach solchen Erfahrungen kann die Symptomatik einer Posttraumatischen Belastungsstörung auftreten.

Typischerweise wird die als besonders schlimm erlebte Situation in *wiederkehrenden Erinnerungen* immer neu erlebt, sie läuft wie ein Film vor dem inneren Auge immer wieder ab. Das können ganze »Filmsequenzen« sein, aneinandergereihte Bilder oder auch einzelne Szenen bzw. »Standbilder«. Diese eindringlichen Erinnerungen werden auch als »Intrusionen« oder »Flashbacks« bezeichnet, weil sie sich bei anderen Wahrnehmungen dazwischen drängen und oft ganz unerwartet auftreten. Mit diesen Bildern und Erinnerungen treten dann auch die Gefühle intensiv wieder auf, die in der Situation da waren; es wird also immer wieder das Gefühl der Ohnmacht, der Hilflosigkeit, der Verzweiflung nacherlebt. Auch in der Einschlafphase oder in Albträumen drängen sich die Erinnerungen an die Erlebnisse immer wieder auf.

Wahrnehmungen, die an das Geburtserlebnis erinnern, können im Sinne von *Assoziationen* solche Flashback-Erinnerungen auslösen, sodass betroffene Frauen bald dazu neigen, entsprechende Situationen möglichst zu vermeiden. Betroffene Mütter sprechen ungern über die Geburt, sie vermeiden den Kontakt zu anderen Müttern, gehen nicht zur Rückbildungsgymnastik oder in die Krabbelgruppe und haben Schwierigkeiten, eine Arztpraxis oder ein Krankenhaus zu betreten. Auch einzelne Wahrnehmungen, wie etwa der Anblick einer schwangeren Frau, ein bestimmtes Wort, ein besonderer Geruch können Assoziationen an die traumatische Erfahrung auslösen.

Verbunden mit dem zentralen Symptom des Wiedererlebens sind *andere typische Symptome* der PTBS, wie etwa ein Gefühl des inneren Betäubtseins oder der Stumpfheit, aber auch Reizbarkeit, erhöhte Schreckhaftigkeit und Schlafstörungen. Oft kommt eine ausgeprägte Depressivität hinzu, die manchmal so stark wird, dass lebensmüde Gedanken auftreten. Besonders wenn die Gereiztheit im Vordergrund steht, sollte man über die Möglichkeit einer traumatischen Erfahrung nachdenken. Für die betroffene Frau wird es sehr leicht sein, entsprechende Fragen zu beantworten, da das traumatische »Kerngeschehen« ja ständig in ihren Gedanken und Gefühlen präsent ist.

Berichten Sie über Ihre traumatische Geburtserfahrung!

Insbesondere die depressiven Symptome führen Frauen mit traumatisch erlebter Entbindung in Behandlung. Da vielleicht nicht jeder Arzt in einer solchen Situation nach der Geburtserfahrung fragt, sollten Sie von sich aus über die damit zusammenhängenden Symptome berichten. Falls nämlich der Ausgangspunkt der Depression die traumatische Geburtserfahrung ist, ist dies für die Behandlungsplanung von Bedeutung (z. B. für die Auswahl des Antidepressivums oder die Wahl der empfohlenen Psychotherapie).

Auch wenn nur einzelne Symptome einer Posttraumatischen Belastungsstörung bestehen, können die immer wieder auftretenden Erinnerungen für die betroffenen Frauen sehr quälend sein. Das Vorgehen hinsichtlich der Behandlung ist unabhängig davon, ob das Vollbild einer PTBS besteht oder nicht. Je weniger Symptome aber bestehen und je kürzer die Zeit seit der traumatischen Erfahrung ist, umso besser sind die Chancen, dass die Symptome ohne spezielle Behandlung abklingen.

Insgesamt ist die beste *Strategie* bei traumatischen Geburtserfahrungen, direkt und häufig darüber zu sprechen. Gespräche mit Angehörigen oder Freundinnen und auch der Austausch mit anderen Betroffen (z.B. über www.schatten-und-licht.de) kann Entlastung bringen. Dass dabei möglicherweise Tränen fließen, weil die Gefühle sehr intensiv sind, gehört dazu und hilft bei der Bewältigung. Auch die Hebamme oder der Geburtshelfer können zusätzliche Informationen geben; beispielsweise erklären, warum bestimmte Abläufe bei der Entbindung so waren bzw. so sein mussten. Deshalb kann es hilfreich sein, mit der Hebamme oder dem Arzt, die bei der Geburt dabei waren, das Gespräch zu suchen. Nutzen Sie eine solche Gelegenheit, um die Dinge aus Ihrer Perspektive zu schildern und deutlich zu machen, was aus Ihrer Sicht nicht gut gelaufen ist. Manchmal wird man feststellen, dass die Wahrnehmung aller Beteiligten sehr unterschiedlich ist, was einfach damit zu tun hat, dass Situationen unterschiedlich eingeschätzt und in Abhängigkeit von der eigenen Verfassung verschieden bewertet werden. Die Ärztin, die schon einen langen Arbeitstag hinter sich hat, bemerkt vielleicht ihre wenig sensible Art gar nicht. Die Schwangere, die vor dem Kaiserschnitt mehr als 20 Stunden Wehen und Schmerzen hatte und am Ende ihrer Kräfte war, realisiert vielleicht erst bei einem späteren Gespräch, dass ihr Zeitgefühl möglicherweise nicht mehr richtig funktioniert hat oder dass sie nicht mehr alles »mitbekommen« hat.

Wenn traumatische Geburtserfahrungen nach einigen Wochen noch immer sehr präsent sind und nicht abzuklingen beginnen, sollte auf jeden Fall eine ärztliche bzw. psychotherapeutische Untersuchung erfolgen mit der Frage, welche Behandlung sinnvoll ist. Wird eine *psychotherapeutische* Behandlung angestrebt, erfolgt diese im Idealfall bei einer Traumatherapeutin. Besteht begleitend eine schwere depressive Symptomatik, ist oft auch eine *antidepressive* medikamentöse Behandlung erforderlich.

Der Verlauf nach einer traumatisch erlebten Entbindung kann sehr unterschiedlich sein. Es kommen sowohl Spontanheilungen als auch Chronifizierungen der Beschwerden und Übergänge in eine chronische Depression vor. Frauen, die eine Geburt als sehr traumatisch erlebt haben, neigen nicht selten zur *Vermeidung weiterer eigentlich erwünschter Schwangerschaften*. Zum anderen kann es in einer späteren Schwangerschaft zur *Reaktualisierung* der Symptomatik (Wiedererleben der früheren Entbindung etc.) und zu ausgeprägten und vielleicht überhöhten Geburtsängsten kommen.

Literaturempfehlung:

Morgan, Sabine: Wenn das Unfassbare geschieht – vom Umgang mit seelischen Traumatisierungen. Ein Ratgeber für Betroffene, Angehörige und ihr soziales Umfeld. 2. aktualisierte Auflage, Stuttgart, Kohlhammer 2007.

Angststörungen/Zwangsstörungen nach der Entbindung

Angst ist Symptom vieler psychischer Störungen. Wenn es sich um eine unbestimmte Angst handelt, kann sie zum Beispiel Begleiterscheinung einer Depression oder eine Psychose sein. Zukunfts- und Versagensängste sind ganz typisch für Depressionen.

Wenn Angst anfallsartig auftritt und von körperlichen Erscheinungen begleitet wird, wie etwa Herzrasen, Schweißausbrüchen, Zittern etc., handelt es sich am ehesten um eine *Panikattacke*. Panikattacken wirken für Betroffene und Angehörige meist sehr bedrohlich, da sie besonders anfangs für die Symptome eines Herzinfarktes gehalten werden. Wegen dieser Ähnlichkeit sollte eine kardiologische Abklärung erfolgen, unter anderem durch ein EKG und Herz-Ultraschall beim Internisten oder Hausarzt. Ist aber einmal geklärt, dass es sich um Panikattacken handelt, sollten solche Untersuchungen nicht immer wiederholt werden. Panikattacken sind harmloser Natur und gut zu behandeln, auch wenn sie für alle Beteiligten extrem belastend sein können. Weil die Panikattacken sich oft sehr schnell verschlimmern, dann zusätzlich »Angst vor der Angst« auftritt und schließlich zu ausgeprägtem Vermeidungsverhalten führt, muss möglichst bald eine Behandlung eingeleitet werden. Optimal ist der rasche Beginn einer Verhaltenstherapie, unterstützt durch ein Medikament aus einer bestimmten Substanzgruppe von Antidepressiva. Ob es sich bei den Panikattacken um Symptome einer Depression handelt oder um eine eigenständige Panikstörung, kann am besten ein Psychiater oder eine Psychologin feststellen.

Es gibt noch zwei andere wichtige Arten von Ängsten, die aber im Zusammenhang mit psychischen Störungen nach der Entbindung eine untergeordnete Rolle spielen: die phobischen Ängste und die »generalisierte Angst«. Bei einer *Phobie* gibt es einen ganz bestimmten Reiz oder eine spezielle Situation, die angstauslösend ist und vermieden wird. So haben etwa Menschen mit Klaustrophobie, also Angst vor engen Räumen, Schwierigkeiten, mit einem Fahrstuhl zu fahren.

Bei der *generalisierten Angststörung* ist es mehr ein ständiges Sich-Sorgen-Machen, vor allem darüber, dass Angehörigen etwas Schlimmes passieren könnte. Man muss sich ständig vergewissern, dass dies nicht der Fall ist – z.B durch häufige Anrufe, wenn der Ehemann mit dem Auto auf Dienstreise ist. Und auch die Sorge um das Baby, die zu ständigen Kontrollen führt, ob es beispielsweise noch atmet, kann in diese Kategorie gehören.

Zwangssymptome haben eine große Bandbreite: von einzelnen Zwangssymptomen, die bei Gesunden auftreten und keine weiteren Auswirkungen haben, bis hin zu schweren Zwangsideen und Zwangshandlungen, die das ganze Leben von Betroffenen beeinflussen.

Von *Zwangsgedanken* spricht man, wenn sich Gedanken immer wieder ungewollt, also zwanghaft, aufdrängen. Solche Gedanken, die meist einen unangenehmen Inhalt haben, zum Beispiel Aggressivität, Schmutz oder obszöne Vorstellungen, werden als fremd erlebt: »So etwas würde ich doch nie tun ...«. Die betroffene Mutter versteht nicht, warum sie solche Gedanken hat – zum Beispiel den Gedanken, dass sie ihrem Kind etwas antun könnte und dass sie das sogar bildlich vor sich sieht. Sie ist erschreckt, beschämt, und vor allem befürchtet sie, dass sie diese Gedanken trotz aller Gegenwehr doch umsetzen könnte. Diese Gefahr kann man übrigens ganz klar verneinen – Zwangsgedanken werden nicht in die Tat umgesetzt!

Zwangshandlungen sind wahrscheinlich bekannter als Zwangsgedanken. Die meisten Menschen haben schon von Waschzwang oder Kontrollzwang gehört. Eine bestimmte Handlung muss dabei immer wieder ausgeführt werden, um Ängste abzubauen. Beim Waschzwang müssen die Hände beispielsweise minutenlang mit Seife gewaschen werden, um die Angst vor Keimen auf ein erträgliches Maß zu vermindern. Bei Kontrollzwang müssen vielleicht alle Elektrogeräte in der Wohnung kontrolliert werden, bevor man das Haus verlassen kann, aus Angst vor einem Brand. Können solche Handlungen nicht ausgeführt werden, dann wird die Angst immer stärker, bis sie schließlich das gesamte Denken beherrscht und nicht mehr auszuhalten ist. Deshalb versuchen Betroffene, ihr Leben so einzurichten, dass Zeit für solche Handlungen bleibt, und bestehen hartnäckig darauf.

Zwangshandlungen treten nach einer Entbindung sehr viel seltener auf als Zwangsgedanken, die sich postnatal typischerweise auf das Kind beziehen. Wenn Zwangshandlungen im Vordergrund stehen, könnte es sich um eine neu beginnende oder auch eine wieder aufflackernde, bereits vorbekannte Zwangsstörung handeln. Zwangsgedanken alleine sind dagegen meist Teil einer postnatalen Depression.

Im Einzelfall kann sich nach einer Entbindung auch eine typische Panikstörung neu entwickeln, wobei dann die Panikattacken das Bild beherrschen und depressive Symptome begleitend vorkommen. Häufiger sind aber Panikattacken als Teil einer postnatalen Depression.

Bei ausgeprägten Angst- oder Zwangssymptomen und deutlicher Beeinträchtigung der betroffenen Frau wird immer eine *kombinierte medikamentöse und verhaltenstherapeutische Behandlung* angezeigt sein; bei leichten Formen kann auch eine alleinige Psychotherapie, bevorzugt eine Verhaltenstherapie helfen. Als Medikamente werden bestimmte Antidepressiva bevorzugt eingesetzt, die sich auch bei Angst- und Zwangsstörungen als sehr wirksam erwiesen haben. Das sind die sogenannten Serotonin-Wiederaufnahme-Hemmer (=SSRI). Prinzipiell sind diese Störungen gut behandelbar, und zwar umso besser, je früher die Behandlung beginnt. Dadurch kann man dann auch verhindern oder zumindest frühzeitig dagegen steuern, dass sich eine Erwartungsangst (Angst vor der Angst) und ein »*Teufelskreis der Angst*« entwickeln. In diesen Teufelskreis kann man ganz rasch nach dem Erleben einer oder mehrerer Panikattacken geraten, insbesondere wenn diese vom dem Gefühl zu sterben oder verrückt zu werden begleitet sind. Auch Zwangsgedanken führen nicht selten zu Vermeidungsverhalten, nämlich wenn man die auftretenden Gedanken so schrecklich erlebt, dass man sie um jeden Preis zu vermeiden versucht oder auch einfach Angst hat, sie vielleicht umzusetzen.

Reaktionen auf Totgeburt, Frühgeburt, Geburt eines kranken Kindes

Da jede Mutter bzw. jedes Elternpaar hofft, ein gesundes Kind zu bekommen, ist der Schock natürlich groß, wenn diese Hoffnung sich nicht erfüllt. Besonders, wenn vorher nichts über zu erwartende Probleme bekannt war und dann ganz plötzlich in der späten Schwangerschaft bzw. unter oder kurz nach der Geburt der Tod des Kindes festgestellt wird, löst dies für die Eltern eine schwere Lebenskrise aus. Die anschließende Verzweiflung und *Trauer kann bezüglich Ausmaß und Dauer sehr verschieden sein.* Menschen trauern sehr unterschiedlich und sehr individuell. Deshalb gibt es auch keine richtige oder falsche Trauer.

Über die Trauer hinaus gibt es aber psychische Reaktionen bzw. Störungen, die nach traumatischen Ereignissen oder schweren Belastungen auftreten und die man kennen sollte, um einordnen zu können, ob eine Betroffene möglicherweise auch professionelle Hilfe benötigt – z. B. die einer Psychotherapeutin. Unabhängig davon kann natürlich eine Mutter nach der Geburt eines toten oder kranken Kindes auch eine »ganz normale« postnatale Depression oder Psychose bekommen.

Direkt nach dem Schock – die akute Belastungsreaktion

Als akute Belastungsreaktion wird die erste »*Schockreaktion*« nach Eintreten eines tragischen Ereignisses bezeichnet. Gefühlsmäßig steht häufig zunächst ein Gefühl des inneren Betäubtseins im Vordergrund, oft aber auch Wut: Warum muss das uns passieren? In der Regel dauert die akute Belastungsreaktion Stunden bis zu zwei oder drei Tagen und weicht dann einem Gefühl von Trauer mit allen dazugehörigen Reaktionsweisen, wie etwa Rückzug aus Kontakten, Grübeln etc.

Es ist wichtig zu wissen, dass unter dem Einfluss einer akuten Belastungs-reaktion *Wahrnehmung und Zeitgefühl* eines Menschen stark verändert sein können. Das kann dann zu unterschiedlichen Interpretationen und Erin-nerungen führen. So hat vielleicht eine Mutter die Erinnerung, dass man ihr das tote Kind nach wenigen Minuten weggenommen hat, obwohl sie es mehrere Stunden bei sich hatte. Entscheidungen, die in einer solchen Ver-fassung getroffen werden, sind in der Regel nicht gut durchdacht, sondern spontan unter dem Eindruck intensiver Gefühle entstanden.

Wichtig ist in einer solchen Situation Unterstützung durch vertraue Perso-nen und die Möglichkeit, sich auszusprechen. Falls psychotherapeutische Unterstützung verfügbar ist, wird diese am ehesten die Form einer *Krisen-intervention* haben. Dabei geht es um die aktuelle Situation und darum, Ge-fühle zuzulassen und das Erlebte zu besprechen.

Intensive Gefühle gehören zur Trauer

In einer solchen tragischen Verlustsituation gehören Gefühle und de-ren Äußerung dazu. Wenn also jemand seine Verzweiflung zeigt und nicht aufhören kann zu weinen, ist es nicht hilfreich, mit Blick auf die Zukunft zu trösten (»Du bist doch noch so jung, du bekommst noch an-dere Kinder«) oder zu versuchen die Gefühlsäußerungen abzublocken (»Wein doch nicht, du musst jetzt stark sein«). Für die betroffenen El-tern ist es viel hilfreicher, deren Gefühlsäußerungen auszuhalten und einfach nur da zu sein. Das »Aushalten« ist meist viel schwerer, als ir-gendetwas anderes zu tun. Und wenn dabei auch die eigenen Tränen nicht zurückzuhalten sind, ist das völlig in Ordnung. Übrigens sollte nur in Ausnahmefällen der Griff zu einem Beruhigungsmittel die Ge-fühle zurückdrängen. Emotionen und die Möglichkeit, sie zu äußern, sind wichtig für die langfristige Bewältigung des Erlebten!

Über die Trauer hinaus – die Reaktive Depression

In der psychiatrischen Klassifikation werden depressive und andere Reak-tionen auf Erlebnisse als »Anpassungsstörung« bezeichnet, allerdings nur dann, wenn die Symptomatik ein bestimmtes Ausmaß erreicht und über längere Zeit anhält. Wie bereits erwähnt, gehören verzweifelte und traurige Reaktionen zu einem Verlusterlebnis dazu. Von einer »reaktiven Depression« würde man erst dann sprechen, wenn diese über einen längeren Zeitraum das ganze Lebensgefühl umfasst und begleitet ist von verschiedenen depressiven Symptomen (z. B. Konzentrationsstörungen, Appetitstörungen, ausgeprägten Schlafstörungen etc.).

Die Symptome der reaktiven Depression können denen einer postnatalen Depression sehr ähnlich sein. Der wichtigste Unterschied ist, dass die reaktive Depression ohne das auslösende Ereignis (z. B. den Verlust des Kindes) nicht vorhanden wäre, während es für die postnatale Depression eigentlich gar keinen fassbaren Grund gibt. Von manchen Ärzten wird auch eine postnatale Depression als depressive Reaktion gewertet, weil sie glauben, dass die Depression eine »Reaktion« auf die Geburt ist. Betrachtet man aber die Symptome und Begleitumstände der postnatalen Depression genauer, dann erkennt man, dass die Störung nicht einfach aus dem Ereignis Entbindung ableitbar ist, sondern dass es eine eigene Dynamik und meist auch eine besondere Qualität des Erlebens gibt.

Betroffene können in der Regel gut beurteilen, ob ihre Traurigkeit und Depressivität von einem Erlebnis ableitbar ist. Sie können beurteilen, ob es ihnen wieder gut gehen würde, wenn man das Ereignis ungeschehen machen könnte. Frauen mit postnataler Depression dagegen verstehen oft überhaupt nicht, warum sie depressiv sind (»Eigentlich müsste ich doch glücklich sein. Ich habe das gesunde Kind, das ich mir gewünscht habe, mein Kind ist ganz ›pflegeleicht‹, mein Mann unterstützt mich, aber....«)

Wenn der Bereich der Trauer verlassen und die reaktive Depression erreicht ist, sollte auf jeden Fall eine *psychotherapeutische Behandlung* erfolgen, damit es nicht zur Chronifizierung kommt – also zur Entwicklung einer dauerhaften depressiven Verstimmung.

Trauer und Depression sind nicht dasselbe

Wichtig ist der Unterschied zwischen »normaler« Trauer und reaktiver Depression, wobei die Trauer anders als die reaktive Depression nicht behandlungsbedürftig ist. Bei einem Trauerprozess gehört es dazu, dass schrittweise das »normale Leben« wieder Einkehr hält, dass man trotz der Trauer auch schöne Dinge erkennen und genießen kann, dass man zwischendurch auch wieder einmal lachen kann, dass nicht 24 Stunden am Tag dunkle Gedanken das Lebensgefühl bestimmen. Anders bei der reaktiven Depression, die so wie alle Depressionen das Lebensgefühl umfassend verändert, wo alles nur noch grau und trübsinnig scheint. Ändert sich also auch Wochen nach dem Verlusterleben gar nichts, ist nichts mehr vom früheren Lebensgefühl übrig, sollte man sich unbedingt psychiatrische oder psychologische Hilfe holen.

Besonderheiten bei der Totgeburt

Gerade bei der Geburt eines toten Kindes mischt sich in die Trauer oft ganz intensiv *die Frage nach der eigenen Schuld*, dem eigenen Versagen. »Warum habe ich nicht gemerkt, dass es meinem Kind nicht gut ging…?« Diese und ähnliche Fragen werden wieder und wieder hin und her gewälzt – besonders, wenn die Ursache des Todes nicht oder noch nicht festgestellt werden konnte.

Neben dem Abschiednehmen vom Kind und dem Aufheben von Erinnerungsstücken (z. B. Foto, Haarlocke, Fußabdruck) ist es wichtig, dem Kind *einen Platz in der Familie* zu geben. Das kann durch Namensgebung erfolgen, durch Segnung, individuelle Bestattung oder auch Veröffentlichung einer Traueranzeige. Geschwisterkinder sollten entsprechend Alter und Verständnisfähigkeit informiert und in Abschiedsrituale einbezogen werden.

Familienangehörige müssen dem betroffenen Paar Zeit und Raum lassen für ihre *Trauer*. Als wenig hilfreich werden Sätze erlebt wie »Ihr seid noch jung, schaut nach vorne« oder »Am besten ist es, sofort wieder schwanger zu werden, dann ist alles vergessen«. Die meisten Frauen und oft auch ihre Partner machen im Gegenteil die Erfahrung, dass mit einer neuen Schwangerschaft und dann auch noch einmal nach der Geburt eines gesunden Kindes die Trauer über den Verlust wieder besonders deutlich gegenwärtig wird. Für Außenstehende ist es schwer zu verstehen, wieso eine Mutter nach der Geburt ihres gesunden Kindes traurig ist – sie trauert um das vorher verlorene Kind, das durch das neue Kind nicht ersetzt werden kann. Und das ist auch so in Ordnung!

Schwierigkeiten haben Betroffene auch damit, dass in der Familie oder bei Freunden und Kollegen das Thema Geburt und Tod des Kindes vermieden, ja manchmal fast *tabuisiert* wird – oft aus der guten Absicht heraus, der Frau und auch ihrem Partner weiteren Schmerz zu ersparen. Dabei ist gerade die Möglichkeit, über das Erlebte zu sprechen, anderen davon etwas mitzuteilen, wichtig für die Bewältigung. Diese Gelegenheit zum Gespräch, die möglicherweise über einen längeren Zeitraum immer wieder gegeben werden muss, kann dazu beitragen, dass aus Trauer nicht Depression wird. Ziehen Betroffene sich immer mehr zurück und geraten in eine »Sprachlosigkeit« hinein, dann wirkt das der Verarbeitung des Erlebten entgegen; die Entwicklung einer reaktiven Depression wird begünstigt.

Viele Betroffene erleben es als entlastend, mit anderen Eltern zu sprechen, die ähnliches erlebt haben. Dies ist beispielsweise möglich durch Kontakt zu einer *Selbsthilfegruppe* oder auch in entsprechenden Internetforen (▶ S. 203).

Besonderheiten bei der Frühgeburt

Auch für Eltern, deren Kind bzw. deren Mehrlinge viele Wochen zu früh zur Welt gekommen sind, bedeutet das erst einmal einen erheblichen Schock. Bei der Suche nach den Ursachen kann die Frage »Was habe ich falsch gemacht?« auftauchen. Besonders bei *extrem frühgeborenen Kindern,* die viele Wochen und manchmal Monate auf der Intensivstation in einem Brutkasten liegen müssen und zunächst nicht einmal zum Füttern oder »Känguruhing« (auch »Kangarooing«, dabei liegen die Kinder auf der nackten Brust der Mutter oder des Vaters, um Körperkontakt zu haben) herausgeholt werden dürfen, ist diese Zeit für die betroffenen Eltern eine große Herausforderung. Nicht nur die gefühlsmäßige Belastung und die Sorge um Leben und Gesundheit des Kindes sind zu bewältigen, sondern auch die organisatorischen Schwierigkeiten. Vielleicht ist der Wohnort viele Kilometer von der Spezial-Kinderklinik entfernt; vielleicht gibt es zuhause weitere Kinder, die versorgt werden müssen; vielleicht hat der Chef wenig Verständnis für den Vater, der tagsüber bei seinem Kind und seiner Frau sein möchte.

Leider ist es so, dass Eltern in dieser Zeit kaum dazu kommen, sich um sich selbst zu kümmern. Sie stellen eigene Bedürfnisse zurück, für eine

Zeit, in der alles »wieder normal läuft«. Auch Zeit für die Inanspruchnahme professioneller Hilfe, z. B. bei einem Psychotherapeuten, bleibt dabei oft nicht. Umso wichtiger ist es, dass Angehörige und Freunde mit auf die psychische Befindlichkeit der Eltern achten und erkennen, wenn eine Frau oder beide Partner Hilfe benötigen, weil sich beispielsweise eine behandlungsbedürftige Depression entwickelt hat.

Besonderheiten bei der Geburt eines kranken oder behinderten Kindes

Ähnlich wie bei Frühgeburten kommt nach der Geburt eines kranken oder behinderten Kindes auf die betroffenen Eltern oft erst einmal eine lange Zeit mit Untersuchungen und Behandlungen zu. Eltern müssen sich an die neue Situation anpassen, die manches Mal ihr ganzes Leben verändern wird. Und ähnlich wie die Eltern frühgeborener Kinder nehmen sich Eltern mit kranken oder behinderten Kindern selten Zeit für sich selbst und ihre Probleme. Auch psychotherapeutische Hilfe nehmen sie kaum in Anspruch, auch wenn das durchaus sinnvoll wäre.

Trauer sollte selbstverständlich akzeptiert werden, nämlich die *Trauer um das gewünschte gesunde Kind*. Eine solche Trauer gehört zum »normalen« Anpassungsprozess an die Geburt eines kranken oder behinderten Kindes und muss nicht unterdrückt oder versteckt werden.

Einflussfaktoren, die bei psychischen Störungen eine Rolle spielen können

Warum man von einer »multifaktoriellen« Verursachung spricht

Prinzipiell kann jede Frau nach einer Entbindung an einer psychischen Störung erkranken, allerdings gibt es einige Faktoren, die das Risiko erhöhen. Neben den hormonellen Veränderungen und der körperlichen und psychischen Belastung durch die Geburt können die Lebenssituation, fehlende Unterstützung, die Persönlichkeit sowie eigene und fremde Erwartungshaltungen an die Rolle als Mutter für psychische Probleme empfänglicher machen. Frauen mit einer psychischen Erkrankung in der Vorgeschichte oder in der Schwangerschaft (z. B. Depression oder Angsterkrankung) haben ein höheres Risiko, nach der Entbindung zu erkranken. Ein erhöhtes Risiko besteht auch bei Frauen, in deren Familie Angehörige von psychischen Erkrankungen betroffen sind. Wie bei fast allen psychischen Störungen kann man auch für die Erkrankungen nach einer Entbindung vom Zusammentreffen verschiedener Einflussfaktoren ausgehen; deshalb spricht man von einer »multifaktoriellen Verursachung«, also Verursachung durch mehrere (= multi) zusammenwirkende Faktoren.

Die Bedeutung der einzelnen Aspekte ist für die verschiedenen Störungsbilder unterschiedlich groß. Insbesondere bei der postnatalen Depression ist das Zusammenwirken verschiedener Faktoren von Bedeutung. Je mehr belastende Faktoren zusammenkommen, umso schneller und unter Umständen auch tiefer führt dies in die Depression. Man kann es auch mit einer »Abwärtsspirale« vergleichen (▶ **Abb. 1**). Die wichtigsten Aspekte sind in den folgenden Abschnitten näher beschrieben.

Die Geburt eines Kindes ist ein lebensveränderndes Ereignis

Aus der allgemeinen psychiatrischen Forschung weiß man, dass im Vorfeld psychischer Störungen allgemein und auch im Vorfeld von Depres-

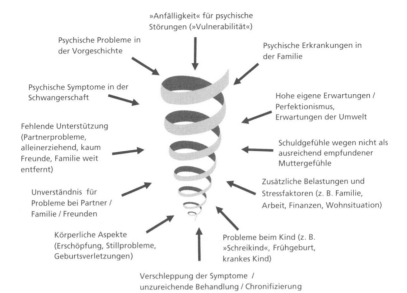

Abbildung 1: Die Spirale der postnatalen Depression

sionen häufig wichtige (=relevante) Lebensereignisse (sogenannte »life events«) zu finden sind. Dabei kann es sich sowohl um positive Lebensereignisse handeln (z. B. Hochzeit, die Geburt eines Kindes), als auch um negative Lebensereignisse (der Tod eines Angehörigen, Verlust des Arbeitsplatzes etc.).

Auch wenn die gesamte Schwangerschaft positiv erlebt wird und schließlich auch die Entbindung ohne jegliche Komplikation verläuft, bedeutet das dennoch für die betroffene Frau ein ganz besonderes Lebensereignis. Nicht nur der Körper muss eine erhebliche Umstellungsleistung erbringen, sondern auch von der Psyche wird eine erhebliche Anpassungsleistung erwartet: Die gesamte Lebensperspektive verändert sich, Verantwortung für ein anderes Leben muss übernommen werden, die Partnerschaft muss sich aus einer Zweierbeziehung (Dyade) in eine Dreierbeziehung (Triade) entwickeln usw. Und schließlich wird auch die Entbindung selbst von vielen Frauen als eine Art »Grenzerfahrung« erlebt – unabhängig davon, ob sie ein schönes, ein eher neutrales oder vielleicht sogar ein schlimmes Erlebnis war.

Aus diesen Gegebenheiten lässt sich ableiten, dass gerade die erste Entbindung von besonderer Bedeutung ist. Dabei werden viele Erfahrungen zum ersten Mal gemacht, die dann bei weiteren Geburten bekannt und nicht mehr ganz so aufregend sind. Damit lässt sich auch erklären, warum etwa 75 % der postnatalen Depressionen und sonstigen psychischen Störungen nach der ersten Entbindung auftreten.

Die Geburt eines Kindes stellt also für die Eltern in verschiedener Hinsicht ein wichtiges, ja lebensveränderndes Ereignis dar; eigentlich müsste man wegen der vielfältigen Auswirkungen sogar von mehreren Lebensereignissen gleichzeitig sprechen. Aus anderen Zusammenhängen ist bekannt, dass das Zusammentreffen mehrerer Lebensereignisse das Ausmaß einer Belastung noch erhöht. Manche werdenden Mütter müssen noch zusätzliche Belastungen verkraften; vielleicht war kurz vor oder nach der Entbindung ein naher Angehöriger verstorben oder der Mann wurde unerwartet arbeitslos. Und eine ganz besondere Belastung haben natürlich Frauen, deren Kind extrem früh oder mit einer schweren Erkrankung geboren wurde und die dann die wochenlange Behandlung des Kindes auf der Intensivstation aushalten müssen.

Die Rolle der Hormone ist unterschiedlich groß

Im Laufe der Schwangerschaft ändert sich der Stoffwechsel insgesamt und auch der Hormonstoffwechsel. Die während der Schwangerschaft in der Plazenta (= Mutterkuchen) gebildeten Hormone Progesteron und Östrogen steigen auf sehr hohe Werte. Nach der Entbindung wird mit der »Nachgeburt« die Plazenta aus der Gebärmutter ausgestoßen, und der Körper der Mutter muss sich an den sehr plötzlichen Hormonabfall anpassen. Wenn gestillt wird, dauert es dann weiterhin viele Monate, bis sich der Hormonhaushalt wieder eingependelt hat.

Aus der allgemeinen Psychiatrie weiß man, dass schwere hormonelle Veränderungen (wie z. B. Schilddrüsenstörungen oder auch die Gabe von Cortison) zu psychischen Veränderungen führen können. Ein anderes Beispiel für den Einfluss hormoneller Veränderungen auf das seelische Befinden ist das sogenannte »Prämenstruelle Syndrom«. Darunter versteht man ausgeprägte Stimmungsveränderungen mit Reizbarkeit, Depressivität,

Stimmungslabilität, Appetitveränderungen, Schlafstörungen etc., wie sie viele Frauen in den Tagen vor der Monatsblutung feststellen.

Es liegt also nahe, in den erheblichen hormonellen und auch sonstigen körperlichen Umstellungsprozessen eine wichtige Ursache für psychische Störungen nach der Entbindung zu vermuten. Wissenschaftliche Untersuchungen haben aber ergeben, dass man die hormonellen Einflüsse nicht überbewerten darf. Der deutlichste Zusammenhang findet sich beim »Baby blues«. Diese Symptomatik entsteht parallel mit den erheblichen hormonellen Umstellungsprozessen direkt nach der Entbindung. Für die anderen Störungen (Depressionen, Psychosen) sind die hormonellen Veränderungen nur Teil von mehreren zusammenwirkenden Einflussfaktoren.

Komplikationen bei der Entbindung können die Belastung verstärken

Wissenschaftliche Studien zum Thema konnten keinen generellen Einfluss der Art der Entbindung auf das Auftreten einer psychischen Störung nach der Geburt belegen. Trotzdem kann es im Einzelfall natürlich einen Unterschied machen, ob es sich also um eine unkomplizierte spontane Entbindung oder einen Kaiserschnitt handelt, oder ob der Einsatz von Zange oder Saugglocke erforderlich war. Auch mit der Entbindung verbundene Erfahrungen und Komplikationen können zusätzliche Belastungen darstellen. So können beispielsweise die körperlichen Folgeerscheinungen einer vaginalen Geburt (Dammriss, Dammschnitt) zu ganz erheblichen Beeinträchtigungen des Allgemeinbefindens führen, ebenso wie die Folgen eines Kaiserschnitts – besonders wenn vielleicht noch eine Unverträglichkeit der Narkose oder Wundheilungsprobleme hinzukommen. Die zusätzliche Belastung kann aber auch darin bestehen, dass nach dem langen und schmerzhaften Versuch einer möglichst natürlichen, vaginalen Geburt schließlich doch ein Kaiserschnitt erforderlich ist (»sekundäre Sectio«), weil sich die Situation des Kindes verschlechtert und die Frau am Ende ihrer Kräfte ist. Gedanken wie »es war alles umsonst« oder »ich kann nicht mal auf normalem Wege ein Kind bekommen« können dann zu ausgeprägten Versagensgefühlen führen. Besonders bei den traumatisch erlebten Entbindungen, die in der Regel auch mit depressiven Symptomen einhergehen, spielt das eine Rolle (▶ S. 112).

Auch andere körperliche Aspekte können
von Bedeutung sein

Körperliche Beeinträchtigungen nach einem Kaiserschnitt oder nach Geburtsverletzungen, besonders wenn Wundheilungsstörungen auftreten, können das psychische Befinden erheblich beeinträchtigen. Und ebenso wie auch außerhalb von Schwangerschaft und Wochenbett muss beim Auftreten von Depressionen immer ausgeschlossen werden, dass körperliche Erkrankungen bzw. ein Mangel bestimmter Stoffe (mit-)verantwortlich ist. Zu nennen sind hier beispielsweise Funktionsstörungen der Schilddrüse oder ein Eisenmangel nach der Entbindung. Die Hausärztin bzw. der Psychiater weiß, welche Untersuchungen ggf. durchzuführen sind und wie ein eventuell bestehender Mangel ausgeglichen werden kann. Auch wenn die Schilddrüsenunterfunktion oder der Eisenmangel nicht so ausgeprägt sind, können sie doch zu dem Mosaik von Einflussfaktoren beitragen.

Andersherum kann körperliche Aktivität das psychische Befinden verbessern. Körperliche Bewegung oder besser noch sportliche Betätigung, vor allem im Freien und bei Sonne durchgeführt, können einen eigenen antidepressiven Effekt haben. Wenn es gelingt, sich trotz der Depression zu solchen Aktivitäten »aufzuraffen«, bedeutet das gleichzeitig auch »wieder einmal nur etwas für mich tun« – ein wichtiger Beitrag zur antidepressiven Behandlung.

Der wichtige Unterschied zwischen der ersten
und späteren Entbindungen

Etwa dreiviertel aller postnatalen Depressionen und Psychosen treten bei Erstgebärenden auf. Aber auch Frauen, die bereits mehrere Kinder haben und bisher keinerlei Komplikationen in seelischer Hinsicht kannten, können erkranken. Für den »Baby blues« gibt es diesen deutlichen Unterschied zwischen erster und späterer Entbindung nicht. Dies liegt wohl am ehesten daran, dass für diese Störung der Zusammenhang mit den hormonellen Veränderungen am eindeutigsten und die hormonelle Umstellung bei jeder Geburt etwa gleich ist, während bei Psychosen und besonders bei Depressionen auch andere – »psychosozial« genannte –

Faktoren eine Rolle spielen, die bei der ersten Entbindung besonders zum Tragen kommen.

Woher weiß man, ob man anfällig ist für Probleme nach der Entbindung?

Die wenigsten werdenden Mütter können vorher wirklich wissen, ob sie anfällig sind für eine psychische Störung nach der Entbindung oder auch schon in der Schwangerschaft. Psychiater sprechen in diesem Zusammenhang übrigens von »Vulnerabilität« (Empfindlichkeit, Verletzlichkeit, Verwundbarkeit, von lateinisch vulnus = Wunde). Zur Vulnerabilität tragen nach derzeitigen Kenntnissen sowohl eine biologische »Veranlagung« bei wie auch psychologische Faktoren (z. B. die eigene biografische Vorgeschichte, die Entwicklung in der Familie, Traumatisierung durch Gewalterfahrungen). Gewisse Hinweise auf eine erhöhte Anfälligkeit kann man daraus ableiten, wenn es schon in der Vorgeschichte zu psychischen Belastungen in besonderen Stresssituationen gekommen ist (z. B. Belastungsreaktionen in der Examens- oder Prüfungszeit). Auch ausgeprägte Stimmungsveränderungen unter dem Einfluss von hormonellen Veränderungen (wie etwa im Menstruationszyklus in Form eines ausgeprägten prämenstruellen Syndroms) können für eine erhöhte Vulnerabilität sprechen.

Vorbestehende psychische Erkrankungen können das Auftreten postnataler Depressionen und Psychosen begünstigen

Anders ist es, wenn bereits in der Vorgeschichte eine psychische Erkrankung aufgetreten ist (z. B. eine Depression, eine Angststörung, eine Psychose). Dann weiß man, dass nach der Geburt das Risiko einer erneuten Erkrankung besteht. Bei Krankheiten, die mehrfach im Leben eines Menschen auftreten, spricht man von rezidivierenden (= wiederkehrenden) Störungen. Da solche Wiedererkrankungen oft nach besonderen Belastungen beginnen, ist es nicht verwunderlich, dass die Zeit nach einer Entbindung mit den erheblichen hormonellen, körperlichen und psychologischen Umstellungen besonders risikoreich ist.

Allerdings ist es wichtig zu wissen, dass auch bei Vorbestehen einer psychischen Erkrankung nicht jede Frau nach einer Entbindung erkrankt. Dabei gibt es klare Abhängigkeiten zwischen der Art der Erkrankung und dem Erkrankungsrisiko nach der Entbindung, wobei allerdings keine sichere Voraussagbarkeit möglich ist. Ein recht hohes Risiko besteht bei Psychosen und sogenannten bipolaren Störungen in der Vorgeschichte (also Erkrankungen, die mit manischen Krankheitsphasen einhergehen), vor allem, wenn keine medikamentöse Vorbeugung betrieben wird. Aber nicht nur die Art der Erkrankung bzw. die Diagnose sind bei der Einschätzung des Rezidivrisikos (Risiko der erneuten Erkrankung) von Bedeutung, sondern auch die bisherige Krankheitsgeschichte. Wie oft war eine Frau erkrankt, in welchen Situationen ist die Erkrankung aufgetreten, wie ist sie verlaufen und wie ist die bisherige Behandlung gewesen? Leider kann auf einzelne Aspekte hier nicht näher eingegangen werden. Betroffene Frauen können allerdings dieses Risiko und vorbeugende Strategien am besten mit ihrem Psychiater besprechen.

Literaturempfehlung:

Anke Rohde / Christof Schaefer: Psychisch krank und schwanger – geht das? Ein Ratgeber zu Kinderwunsch, Schwangerschaft, Stillzeit und Psychopharmaka. Stuttgart, Kohlhammer 2014.

Psychische Störungen in der Familie können das Erkrankungsrisiko erhöhen

Grundsätzlich erhöhen zwar psychische Störungen bei Blutsverwandten für alle Menschen das eigene Erkrankungsrisiko, und zwar umso mehr, je enger der Verwandtschaftsgrad ist und je mehr Familienmitglieder betroffen sind (also beispielsweise höher bei zwei kranken Elternteilen als bei einer kranken Großtante). Trotzdem kann man nur ein statistisches Risiko abschätzen, das persönliche Risiko in der jeweiligen Situation erfasst man damit letzten Endes nicht. Deshalb sollte diesem Aspekt nicht allzu viel Bedeutung beigemessen werden. Selbst bei psychischen Störungen in der Familie gibt es keine Gesetzmäßigkeit, dass jemand auf jeden Fall erkrankt. Im Gegenteil, auch bei familiärer Belastung mit psychischen Störungen werden die meisten Frauen nach einer Entbindung oder auch sonst in ihrem Leben nicht depressiv oder psychotisch. Und andererseits erkranken Frauen, bei denen es keinerlei kranke Familienangehörige gibt. Eine psychische Störung in der Familie bedeutet in der Regel, dass die persönliche Gefährdung nur in geringem Maße zunimmt. Auf jeden Fall sind andere Faktoren mindestens genauso wichtig (wie etwa Unterstützungsmöglichkeiten, eigene Erwartungen, belastende Ereignisse) für die psychische Gesundheit bzw. Krankheit. Die Kenntnis solcher Zusammenhänge gibt auch die Möglichkeit der individuellen Vorsorge, indem man sich beispielsweise beraten lässt, wie man vorbeugen kann, wo man Unterstützungsmöglichkeiten bekommt etc. Ansprechpartner dafür können Ärzte und Psychologinnen sein, aber auch Schwangerenberatungsstellen.

Genaue Berechnungen über das individuelle Erkrankungsrisiko können Humangenetische Beratungsstellen durchführen, die nicht nur für psychische Störungen, sondern für alle familiär gehäuft auftretenden Erkrankungen, wie etwa bestimmte Stoffwechselerkrankungen, Beratungen anbieten. Solche Beratungsstellen finden sich beispielsweise an den Universitätskliniken im jeweiligen Institut für Humangenetik. Dort kann man sich übrigens auch über das Wiederholungsrisiko beraten lassen, wenn in einer früheren Schwangerschaft eine genetisch bedingte Erkrankung des Kindes festgestellt wurde.

Die Unterstützung durch den Partner, Familie und Freunde ist eine wichtige Vorbeugung

Unter dem Begriff »social support« wurde die Bedeutung sozialer Unterstützung in der psychiatrischen Wissenschaft in vielen Studien untersucht. Ausgangspunkt war dabei die Überlegung, inwieweit soziale Unterstützung Erkrankungen verhindern oder ihren Verlauf bessern kann, und andersherum, inwieweit fehlende soziale Unterstützung möglicherweise das Auftreten von Störungen beschleunigt. Gerade im Zusammenhang mit psychischen Störungen nach der Entbindung interessiert das natürlich, da es sich um eine Zeit mit besonderen Bedürfnissen nach Unterstützung durch Partner, Familie und andere Menschen der sozialen Umgebung handelt.

Für das Auftreten von Depressionen nach der Entbindung hat sich in der Tat herausgestellt, dass nicht ausreichende soziale Unterstützung und das Vorhandensein von Partnerschaftsproblemen zu den Risikofaktoren gehören. Dies trifft übrigens besonders dann zu, wenn diese Probleme schon in der Schwangerschaft bestehen. Andersherum kann man mit der Sicherstellung von Unterstützung durch Partner, Familie und Freunde dem Auftreten von Depressionen vorbeugen. Wenn die Mutter auch einmal Verantwortung abgeben kann, Hilfe bei der Versorgung des Kindes bekommt, auch Zeit für eigene Bedürfnisse hat, wirkt dies dem Auftreten depressiver Symptome entgehen.

Veränderungen in den Lebenssituationen von Menschen und bei der »sozialen Unterstützung« sind wahrscheinlich die wichtigsten Gründe dafür, dass in den letzten Jahrzehnten Depressionen nach der Entbindung in ihrer Häufigkeit eher zunehmen, während andere Störungen (wie etwa Psychosen) gleichbleiben. Depressionen insgesamt gelten als eine Art »Zivilisationskrankheit«, die immer mehr Menschen betrifft und eine der wichtigsten Gesundheitsbeeinträchtigungen geworden ist – und in Zukunft noch mehr werden wird, zumindest weisen Berechnungen der Weltgesundheitsorganisation darauf hin. Die früher bestehenden Familienverbände mit drei oder vier Generationen, die zusammenlebten und sich gegenseitig unterstützten, existieren kaum noch. Berufsbedingt müssen junge Paare mobil sein und leben nicht selten weit weg von Eltern oder sonstigen Familienangehörigen, die Unterstützung anbieten könnten. Diese Mobilität, den Wohnort betreffend, und der zunehmende Leistungsdruck im Beruf machen außerdem den Aufbau eines tragfähigen Freundeskreises mit anderen Paaren und jungen Familien in vergleichbarer Situation schwierig. Wenn bereits ein Kind in der Familie ist, ist das manchmal einfacher – über Krabbelgruppen, Kindergarten und Spielplatzbekanntschaften gibt es Möglichkeiten zum Austausch. Bei der ersten Geburt ist die zukünftige Mutter dagegen plötzlich mit dem Mutterschutz aus ihren beruflichen Bezügen gerissen, wo sie oft die einzigen sozialen Kontakte hat. Und nach der Entbindung fällt es dann besonders schwer, die Kontakte mit Kolleginnen und Kollegen zu pflegen, die vielleicht (noch) kinderlos ein ganz anderes Leben leben.

Naturgemäß ist es nicht einfach, an der jeweiligen Lebenssituation und den familiären und freundschaftlichen Bindungen etwas zu ändern, neue Menschen kennenzulernen, Freundschaften aufzubauen. Wichtig ist die Kenntnis um die Bedeutung sozialer Unterstützung aber in zweierlei Hinsicht: zum einen bei der Einschätzung, dass es in der Zeit nach der Entbindung »ganz normal« ist, an seine eigenen Grenzen zu kommen und irgendwann nicht mehr zu können, und zum anderen, dass man sich ganz bewusst »jede Hilfe« sucht, die man bekommen kann – wenn Freunde und Familie nicht verfügbar sind oder die Unterstützung nicht ausreicht, dann über die Hebamme, Beratungsstellen, Selbsthilfegruppen oder ähnliches. Auch für den Vater des Kindes ist die Kenntnis solcher Zusammenhänge hilfreich dabei, die Zeit nach der Entbindung – und damit sind die ersten Wochen und Monate gemeint – so zu planen, dass viel Unterstützung für die Partnerin möglich ist. Eine recht elegante Möglichkeit kann die Inanspruchnahme der speziellen Vätermonate durch den Kindsvater gerade in den ersten Monaten sein, und nicht etwa erst zum Ende der Elternzeit – dann hat sich in der Regel alles längst eingespielt.

Informieren Sie sich über Unterstützungsmöglichkeiten in Ihrer Gegend

In vielen Städten gibt es mittlerweile Netzwerke zur Unterstützung von Schwangeren und jungen Familien, z. B. unter dem Stichwort »Frühe Hilfen«. Dort arbeiten städtische und kirchliche Einrichtungen, Kliniken und niedergelassene Ärzte, Hebammen, Beratungsstellen, ehrenamtliche Dienste und viele andere zusammen und können vor allem auch Anlaufstellen für Ihr spezielles Problem vermitteln. Informieren Sie sich über die Angebote in Ihrer Gegend. Falls Sie im Internet nicht fündig werden, kann Ihnen auf jeden Fall eine zuständige Schwangerenberatungsstelle wie etwa Caritas, Diakonie, donum vitae, pro familia weiterhelfen.

Die eigenen Erwartungen dürfen nicht zu hoch gesteckt werden

In engem Zusammenhang mit dem Stellenwert sozialer Unterstützung ist auch die Bedeutung der eigenen Erwartungen zu sehen – die mit dem

Ehrgeiz, möglichst alles alleine zu schaffen, von Anfang an eine perfekte Mutter zu sein und alles richtig zu machen, oft zu hoch gesteckt sind. Beeinflusst werden die eigenen Erwartungen ganz erheblich durch die Darstellung in den Medien, wo die Bilder und Berichte von glücklichen Müttern mit ihren zufriedenen Babys noch immer deutlich überwiegen gegenüber dem Thema postnatale Depression und verwandten Problemen. Mütter mit Problemen können sich überhaupt nicht wiederfinden in den idealisierten Darstellungen und Berichten von Schwangerschaften, Entbindungen und Mutterschaft; im Gegenteil, solche Berichte und Bilder erwecken bei ihnen den Eindruck, »alle anderen Frauen haben alles im Griff – nur ich nicht«.

Besonders wenn Frauen sehr starke, aktive, leistungsorientierte Persönlichkeiten sind, haben sie ein besonderes Bedürfnis danach, alles nach eigenen Vorstellungen gestalten und beeinflussen zu können. Bei der Entbindung und auch in der Zeit danach ist das oft aber gar nicht so einfach oder vielleicht sogar unmöglich. Wenn Frauen dann Schwierigkeiten haben, sich darauf einzustellen, dass alles ganz anders läuft, als sie sich das vorgestellt haben, stellen sich nicht selten ausgeprägte Versagens- und Schuldgefühle ein. Die beste »Vorbeugung« für Frauen mit einem Hang zum Perfektionismus ist in diesem Zusammenhang, sich schon vorab ganz bewusst darauf einzustellen, dass vieles nicht planbar ist, dass nicht alles von Anfang an perfekt laufen kann und dass Gefühle von Überforderung zum »ganz normalen Chaos mit Baby« dazugehören.

Wenn psychische Probleme schon in der Schwangerschaft beginnen

Schaut man genauer hin, dann stellt man fest, dass gar nicht so selten bereits in der Schwangerschaft erste und teils erhebliche psychische Probleme vorhanden waren. Nach wissenschaftlichen Studien beeinflussen in etwa 10 % aller Schwangerschaften depressive Symptome das Befinden der werdenden Mutter. Ausgeprägte Schwangerschaftsübelkeit und -erbrechen sowie körperliche Probleme können ihr übriges tun und die Stimmung beeinflussen, es aber auch besonders schwierig machen, mit solchen Stimmungsschwankungen umzugehen. Nicht selten haben Frauen auch ein schlechtes Gewissen, »weil sie sich ja eigentlich auf ihr

Kind freuen müssten« und versuchen deshalb, das Ganze mit sich selbst auszumachen.

Manches Mal beginnt »der Horror« schon mit dem ersten positiven Testergebnis. Auch in den Erfahrungsberichten werden solche Konstellationen beschrieben. Woran liegt es dann, dass über Schwangerschaftsdepressionen so wenig gesprochen wird im Vergleich zu postnatalen Depressionen? Vielleicht daran, dass es den betroffenen Frauen oft noch gelingt, in der Schwangerschaft die Fassade aufrecht zu erhalten? Das Ende der Schwangerschaft ist klar absehbar, sozusagen auf den Tag. Oft bestehen Scham- und Schuldgefühle wegen der Ablehnung der Schwangerschaft. Insbesondere wenn trotz der geplanten und erwünschten Schwangerschaft der Gedanke an einen Schwangerschaftsabbruch aufkommt und sogar konkrete Schritte in diese Richtung unternommen wurden – die Beratung bei einer Schwangerenkonfliktberatungsstelle, der dann doch nicht wahrgenommene Termin zum Abbruch. Auf das Ende der Schwangerschaft wird hin »gefiebert«, die Geburt erscheint als die Lösung aller Probleme. Und dann geht »der Horror« weiter, wird vielleicht noch schlimmer, weil es kein Entrinnen gibt aus der Situation mit dem Neugeborenen – außer vielleicht Gedanken daran, sich selbst zu töten oder das Kind zur Adoption freizugeben.

Von Angehörigen wird psychischen Symptomen in der Schwangerschaft oft keine besonders hohe Bedeutung beigemessen, da man weiß, dass die Schwangerschaft von begrenzter Dauer ist und auch bekannt ist, dass Stimmungsschwankungen und Reizbarkeit fast »dazugehören« zu einer normalen Schwangerschaft. Außerdem hofft man, dass danach alles wieder besser wird.

Gerade neuere Untersuchungen zu postnatalen Depressionen zeigen aber, dass depressive Symptome in der Schwangerschaft ein wichtiger Risikofaktor für Depressionen nach der Entbindung sind. Das bringt eine Möglichkeit der Vorbeugung mit sich, weil man nämlich mit entsprechender Aufmerksamkeit erkennen kann, dass man ein erhöhtes Risiko einer postnatalen Depression hat. Und in einem solchen Fall kann die Empfehlung nur gelten: So früh wie möglich schon in der Schwangerschaft Hilfe und Unterstützung suchen, sowohl psychotherapeutisch und eventuell medikamentös, aber auch durch weitergehende Unterstützungsmaßnahmen: Beantragung einer Haushaltshilfe bei der gesetzlichen Krankenkasse, Aufsuchen einer Schwangerenberatungsstelle, wie etwa Caritas, Diakonie, donum vitae, pro familia, mit der Frage nach Unterstützungsmöglichkeiten, und Offenlegung der Probleme dem Partner und der Familie gegenüber. Im besten Fall verhindert man dadurch die postnatale Depression, auf jeden Fall aber wird dadurch eine frühzeitige Behandlung möglich. Und die weitere Schwangerschaft kann vielleicht doch noch so positiv erlebt werden, wie man sich das gewünscht hat.

3 Die besondere Situation – was tun?

Die Muttergefühle wollen sich nicht einstellen

Zu den Fantasien und Vorstellungen, wie es in der Zeit nach der Entbindung sein wird, gehört meist die Erwartung, dass sofort Mutterglück und Mutterliebe da sind. Für Frauen ist es oft eine große Enttäuschung, wenn sie merken, dass das nicht der Fall ist. Dabei ist es ganz normal, dass sich die Beziehung zum neugeborenen Kind erst entwickeln muss. Wenn allerdings eine Mutter auch nach einigen Tagen oder sogar Wochen immer noch keine richtige innere Beziehung zu ihrem Kind aufbauen konnte, dann verursacht das ausgeprägte Schuld- und Versagensgefühle und führt zu der Überzeugung, eine schlechte Mutter zu sein. In der Regel wissen die betroffenen Frauen nicht, dass es sich bei diesem Problem um die Auswirkungen einer Depression handelt. Das Fehlen von Gefühlen für andere Menschen und in diesem speziellen Fall für das neugeborene Kind ist als depressives Symptom einzuordnen (Psychiater nennen das »Gefühl der Gefühllosigkeit«). Frauen sprechen oft nicht über dieses Problem, weil sie merken, dass alle anderen in ihrer Umgebung ganz vernarrt sind in das Baby. Die eigene Unfähigkeit, ihr Kind zu lieben, zieht sie noch weiter in die Depression hinein. Manchmal sprechen Frauen über dieses Problem. Als Angehöriger sollte man das unbedingt aufgreifen und zum Anlass nehmen, sich kompetente Hilfe zu holen – zum Beispiel einen Termin beim Psychiater, beim Hausarzt oder bei einer Psychologin ausmachen, um feststellen zu lassen, ob möglicherweise eine Depression besteht. Ein Gespräch mit der Hebamme ist möglicherweise schneller zu realisieren und kann weiterhelfen, weil sie Unterstützung vermitteln kann. Bei der Einschätzung der Situation hilft übrigens auch der Selbsttest EPDS (▶ S. 25) erste Hinweise auf das Vorliegen einer Depression.

Wenn Ängste das Leben bestimmen

Ängste kommen in vielfältiger Weise bei psychischen Störungen vor, zum Beispiel als Begleiterscheinung von psychotischen Symptomen, bei Depressionen, als eigenständige Angsterkrankung (▶ S. 34). Um bestehende Angstsymptome richtig einordnen zu können, sind die Begleitsymptome von Bedeutung: Gibt es andere depressive Symptome? Hinweise auf eine Psychose? Stehen Ängste in Form von Panikattacken im Vordergrund der Symptomatik? Da Ängste, Sorgen und Befürchtungen für betroffene Frauen besonders quälend sein können, muss man sie unbedingt ernst nehmen und entsprechend der zu Grunde liegenden Problematik möglichst bald eine Behandlung organisieren.

Irreale Gedanken und Wahrnehmungen

Wenn eine Mutter in den Tagen und Wochen nach der Entbindung irreale Sorgen und Befürchtungen äußert, kann es sich zum einen um *psychotische Symptome* handeln oder zum anderen um *Zwangsgedanken* (▶ S. 28 und 35).

Natürlich braucht man für die genaue Differenzierung Fachkenntnisse, über die nur Ärzte und Psychologinnen verfügen. Aber auch als Angehöriger kann man schon erste Hinweise dafür bekommen, um was es sich handelt, indem man die Gesamtsituation betrachtet. Bestehen andere Auffälligkeiten? Gibt es zum Beispiel Anhaltspunkte für Stimmenhören, berichtet die Mutter beispielsweise darüber, dass ihr irgendjemand etwas sagt, sie auffordert, etwas zu tun? Oder fühlt sie sich verfolgt, hat die Sorge, dass ihr jemand das Kind wegnehmen könnte? Zeigt sie sonstige Verhaltensauffälligkeiten, ist sie antriebsgesteigert oder »über-euphorisch«? Dann handelt es sich schon ziemlich eindeutig um psychotische Symptome. Eine kurzfristige Vorstellung in der zuständigen psychiatrischen Klinik ist unbedingt erforderlich – auch am Wochenende oder nachts.

Sind es jedoch lediglich Gedanken, die sich um ein spezielles Thema drehen (zum Beispiel die Angst, das Kind zu verletzen) und werden entsprechende Situationen vermieden, weil die Mutter die Befürchtung hat, dass sie ihre Gedanken umsetzen könnte, dann geht es wohl in Richtung Zwangsgedanken, wie sie bei postnatalen Depressionen recht häufig sind.

Ein weiterer Unterschied: Menschen mit Wahnsymptomen oder Halluzinationen haben keinen Zweifel daran, dass alles genauso ist, wie sie es wahrnehmen. Sie sind absolut überzeugt davon und lassen sich auch durch Argumente nicht von der Überzeugung abbringen, dass es beispielsweise Abhörgeräte im Haus gibt. Oft wird übrigens in diesem Zusammenhang von »Einbildung« gesprochen. Nein, es ist keine Einbildung, sondern eine andere Wahrnehmung!

Die Mutter, die Zwangsgedanken hat, ist verzweifelt darüber, weil diese Gedanken so gar nicht zu ihr passen und sie sich nie vorstellen könnte, ihrem Kind etwas anzutun. Manchmal haben Zwangsgedanken auch einen anderen Inhalt, zum Beispiel dass das Kind am plötzlichen Kindstod sterben könnte – dann hat die Mutter das Gefühl, es ständig kontrollieren und überwachen zu müssen. Oder die Mutter hat die Befürchtung, dass sie sich selbst etwas antun könnte (obwohl sie überhaupt nicht den Wunsch hat zu sterben).

Also: Gewisse Hinweise kann man aus der Gesamtsituation schon selbst ablesen. Um ganz sicher zu sein, muss aber möglichst bald jemand mit Fachkenntnissen hinzugezogen werden, also Arzt oder Psychologin.

Ausgeprägte Verhaltensauffälligkeiten

Veränderungen im Verhalten sind üblicherweise Begleiterscheinungen von allen psychischen Störungen. Bei Depressionen wird es sich eher um Zurückgezogenheit und Antriebslosigkeit handeln, bei einer manischen Erkrankung um Hyperaktivität, Reizbarkeit oder Aggressivität. Besonders im Zusammenhang mit angstauslösenden psychotischen Symptomen kommt es nicht selten zu Verhaltensauffälligkeiten. Es könnte sein, dass Angehörige beschuldigt werden, weil sie vermeintlich mit einem Verfolger unter einer Decke stecken, oder dass der Ehemann attackiert wird, weil er für einen Feind gehalten wird. Wann immer deutliche Veränderungen im Verhalten auftreten, die nicht mehr ohne weiteres aus der neuen Situation nach der Geburt des Kindes ableitbar sind, sollte unbedingt nach weiteren Anzeichen für eine beginnende psychotische Störung Ausschau gehalten werden (s. auch vorigen Abschnitt und ▶ S. 28). Wenn dafür Anhaltspunkte bestehen oder wenn die betroffene Mutter selbst »merkwürdige Erklärungen« für ihr Verhalten abgibt, sollte immer fachkompetente Hilfe gesucht werden.

Aggressivität/Reizbarkeit/Störungen der Impulskontrolle

Reizbarkeit und Aggressivität gehören zu den normalen Reaktionsweisen in zwischenmenschlichen Kontakten, insofern kann man daraus zunächst einmal nicht auf das Vorliegen einer psychischen Störung
schließen. Gerade in der Schwangerschaft erleben viele Frauen stärkere
Reizbarkeit als sonst, was u. a. durch die veränderte Lebenssituation und
die hormonellen Veränderungen erklärt werden kann. Reizbarkeit und Aggressivität können aber auch Ausdruck einer ernsten psychischen Störung
sein, besonders wenn sie ein starkes Ausmaß erreichen. Eine manische
Symptomatik zeigt sich oft durch übersteigerte Euphorie, kann jedoch
auch durch Reizbarkeit und Aggressivität geprägt sein. Bei Psychosen
sind solche Symptome oft Ausdruck der zu Grunde liegenden veränderten
Realitätswahrnehmung oder der erlebten Bedrohung. Auch bei Depressionen oder nach traumatisch erlebten Entbindungen kann Reizbarkeit das
im Vordergrund stehende Symptom sein, was den Frauen dann erhebliche Schuldgefühle macht; insbesondere wenn es zu Konflikten mit dem
Partner kommt, und noch mehr, wenn das Neugeborene oder andere Kinder davon betroffen sind. Denn natürlich weiß die Mutter, dass sie eigentlich ruhig und gelassen auf ihr Kind reagieren und dass sie es nicht an-
schreien sollte. Gab es in der Vorgeschichte schon ähnliche Probleme oder
besteht eine Impulskontrollstörung (beispielsweise im Rahmen einer so
genannten Borderline-Störung) dann besteht in der Tat auch die Gefahr,
dass über verbale Ausbrüche hinaus »Handgreiflichkeiten« vorkommen,
besonders in Stresssituationen. Frauen, die an einer Borderline-Störung
leiden, kennen in der Regel ihre Diagnose. Wenn sie bereits in psychotherapeutischer Behandlung sind, wäre die Psychotherapeutin eine gute Ansprechpartnerin. Wenn die Reizbarkeit und Aggressivität in eine depressive Symptomatik eingebettet ist, wird sie mit hoher Wahrscheinlichkeit
gut auf Antidepressiva ansprechen und unter der Medikation abklingen.
Auch hier gilt also wieder: die Begleitsymptomatik ansehen und sich Hilfe
holen.

Lebensmüde Gedanken

Suizide kommen zwar selten im Rahmen von postnatalen Depression oder
Psychosen vor, aber leider gibt es immer wieder tragische Einzelfälle. Dann

besteht übrigens auch Gefahr für das Kind! Weil die Mutter es nicht alleine lassen möchte, nimmt sie es mit in den Tod.

Der Weg in die Suizidalität beginnt in der Regel mit lebensmüden Gedanken (»Ich schaffe das alles nicht mehr, ich möchte nicht mehr leben«), führt über erste konkrete Ideen (»Vielleicht kann ich mich selbst töten«), zu einer konkreten Planung von Methode, Ort und Zeitpunkt und schließlich irgendwann zur Umsetzung. *Insofern ist jede Äußerung von lebensmüden Gedanken ernst zu nehmen.* Es muss abgeklärt werden, wie ernst die lebensmüden Gedanken sind bzw. in welchem Stadium sie sich befinden und in welchem Gesamtzusammenhang sie auftreten. Die sofortige Behandlung der Depression oder Psychose wird in der Regel auch die Gabe von Medikamenten einschließen. Hier sind also Psychiater bzw. Hausarzt gefragt. Und wenn dort nicht sofort ein Termin zu bekommen ist, sollte die nächste psychiatrische Ambulanz in einer Klinik aufgesucht werden, auch nachts oder am Wochenende. Auch der Notarzt ist gegebenenfalls Ansprechpartner.

Geben Sie sich übrigens nicht der Illusion hin, dass sie als Angehörige durch ständige Begleitung oder »Überwachung« einen Suizid verhindern könnten (siehe Fallbeispiel S. 119). Sie helfen der betroffenen Frau vielmehr dadurch, dass sie sich fachkompetente Hilfe holen.

4 Behandlungs- und Unterstützungsmöglichkeiten

An verschiedenen Stellen in den vorherigen Kapiteln wurde schon auf Behandlungs- und Unterstützungsmöglichkeiten hingewiesen. In den folgenden Abschnitten sind Informationen zu den verschiedenen Therapiestrategien kompakt zusammengestellt. Außerdem werden in diesen Zusammenhängen häufig gestellte Fragen beantwortet.

Was tun, wenn kein kurzfristiger Termin bei einem Psychiater zu bekommen ist?

Auf jeden Fall ist der Hausarzt in solchen Fällen ein guter Ansprechpartner; er sollte sowieso möglichst früh einbezogen werden. Er kann die Schwere der Problematik erkennen und eventuell einen früheren Termin bei einer psychiatrischen Praxis organisieren. Hausärzte kennen sich im Übrigen auch selbst recht gut mit der Behandlung von Depressionen aus. Auch Gynäkologen beschäftigen sich zunehmend mehr mit dem Thema und wissen auf jeden Fall, wohin man sich wenden kann, um Hilfe zu finden.

Treten ernsthafte Probleme nachts oder am Wochenende auf, kann dies auch ein Fall für den ärztlichen Notdienst sein. Oder Sie stellen sich direkt in der nächsten psychiatrischen Klinik im dortigen Notdienst vor, wo eine psychiatrische Untersuchung und eine Einschätzung der weiter erforderlichen Maßnahmen erfolgt.

Psychotherapie und die Suche nach einem Therapieplatz

Psychotherapie ist ein wichtiger Baustein der Behandlung von postnatalen psychischen Störungen, insbesondere bei Depressionen und nach traumatisch erlebten Entbindungen. Die Erfahrung zeigt aber, dass ein Psychotherapieplatz gar nicht so einfach zu finden ist. Selbst in Städten mit hohem Anteil psychotherapeutischer Praxen kann es viele Monate dauern, bis man eine Therapeutin gefunden hat. In der akuten Situation kann die unterstützende und stabilisierende (=supportive) Psychotherapie durch den Psychiater oder den Hausarzt hilfreich sein und die ggf. notwendige medikamentöse Therapie mit einem Antidepressivum begleiten. Es wird dabei um Alltagsthemen gehen und die Bewältigung der Situationen zuhause. Die Wartezeit auf den Psychotherapie-Platz kann im Falle einer stärker ausgeprägten depressiven Symptomatik auch sinnvoll sein, weil Psychotherapie eine bestimmte Stärke und Belastbarkeit voraussetzt, die in der akuten Depression meist nicht gegeben ist. In dieser Krankheitsphase führen dann erst die Antidepressiva dazu, einen Zustand zu erreichen, in dem man von der Psychotherapie profitieren kann. Steht aber z. B. das Leiden unter den traumatischen Erinnerungen an die Geburt im Zentrum der postnatalen psychischen Symptomatik, ist ein zeitnaher Beginn einer Psychotherapie absolut empfehlenswert.

Nach Abklingen der akuten postnatalen Depression werden in manchen Fällen tiefer gehende bzw. länger andauernde Probleme deutlich. So kommt es beispielsweise nicht selten vor, dass nach der Geburt des Kindes die problematische Beziehung zur eigenen Mutter deutlich wird und in den Vordergrund rückt. Oder es wird klar, dass die betroffene Frau auch außerhalb der postnatalen Depression im Umgang mit bestimmten Problemen und Stresssituationen Schwierigkeiten hat, da sie vielleicht überängstlich ist, sich zu sehr unter Leistungsdruck setzt oder ein zu geringes Selbstbewusstsein hat. Oder aber die Partnerschaft ist nicht so stabil und tragfähig, wie man es sich wünschen würde. Um sich für weitere Lebensphasen und Lebensereignisse zu stärken, kann dann die psychische Erkrankung nach der Entbindung den Anstoß für die weitere Bearbeitung solcher Probleme geben. Dabei lassen sich manche Probleme (wie z. B. Panikattacken, ausgeprägte Anspannung, kommunikative Probleme) schnell und erfolgreich psychotherapeutisch behandeln. Die Bearbeitung von grundlegenden Problemen (wie z. B. einer »schwierigen Kindheit« oder eine problematische Beziehungsgestaltung), erfordert jedoch eine gewisse psychische Kraft und Stabilität, so dass sie bei schweren Störungen tatsächlich erst hinter der Medikation an zweiter Stelle stehen sollte.

Therapieverfahren

Bislang gibt es drei *Psychotherapieverfahren*, die von den Krankenkassen anerkannt sind und bezahlt werden: die analytische Psychotherapie (Psychoanalyse), die tiefenpsychologisch fundierte Psychotherapie und die Verhaltenstherapie. Zwischen den Verfahren gibt es Unterschiede hinsichtlich des Settings, der Aktivität der Psychotherapeutin im Therapiegespräch sowie der Grundannahmen über die Entstehung psychischer Störungen.

Die *analytische Psychotherapie* steht in der Tradition der klassischen Psychoanalyse. Hier wird davon ausgegangen, dass psychische Krankheiten aufgrund ungelöster frühkindlicher Konflikte entstehen, die verinnerlicht und ins Unbewusste verschoben worden sind und somit unserer bewussten Reflexion (Nachdenken) nicht mehr zugänglich sind. Die analytische Behandlung zielt auf die Bewusstmachung dieser ungelösten Konflikte. Die Patientin liegt dabei auf der Couch und berichtet frei von ihren Gedanken und Gefühlen. Die Therapeutin, am Kopfende der Couch sitzend, verhält sich absolut abstinent (also zurückhaltend, sie gibt keine Gesprächsstruktur vor, lenkt nicht das Gespräch). Die Analytikerin nimmt alles Gesagte wert- und urteilsfrei auf und reflektiert den Umgang der Patientin mit sich selbst und der Therapeutin. Dadurch zeigen sich nach und nach bestimmte Muster, welche die unbewussten Konflikte erlebbar machen sollen. Die analytische Psychotherapie findet in der Regel dreimal wöchentlich á 50 Minuten über insgesamt bis zu 300 Stunden statt und wird am ehesten Patientinnen mit einem intensiven und lang anhaltenden Behandlungsbedarf (z. B. schwere Persönlichkeitsstörungen) empfohlen.

Die *tiefenpsychologisch fundierte Psychotherapie* ist aus der analytischen Psychotherapie entstanden und hat dasselbe Verursachungsmodell zur Grundlage. Im Gegensatz zur analytischen Therapie sitzen sich hier aber Patientin und Therapeutin bei den alle ein oder zwei Wochen stattfindenden Gesprächen gegenüber. Zusätzlich zum Ziel des Erlebbar-Machens unbewusster Konflikte unterstützt die Therapeutin die Patientin auch bei der Suche nach besseren Konfliktlösungen. Auch in diesem Setting liegt der Fokus der Behandlung in der Vergangenheit. Die Rolle der Psychotherapeutin ist eher zurückhaltend, was manchmal Patientinnen dazu bringt, das »wenig Konkrete« der Therapie zu beklagen.

In der *Verhaltenstherapie* wird davon ausgegangen, dass Menschen aufgrund einer Kombination aus lebensgeschichtlicher Prägung, genetischer
Veranlagung und körperlichen Faktoren unterschiedlich anfällig für psychische Störungen sind und dass deshalb belastende Erfahrungen oder
Stress bei manchen Menschen eine psychische Krankheit erstmalig auslösen können. In der *Verhaltenstherapie* werden zunächst die aktuellen
Probleme sehr konkret herausgearbeitet, dann wird gezielt an Lösungen
bzw. Verhaltensänderungen im Hier und Jetzt gearbeitet, um zunächst
in der akuten Problemlage Entlastung zu schaffen. Erst auf dieser Grundlage werden – falls nötig – grundlegendere Probleme aus der Vergangenheit bearbeitet. Dabei verhält sich die Therapeutin gegenüber der Patientin
strukturierend und konkretisierend. Sie unterstützt das Erlernen wissen-
schaftlich fundierter Techniken zur Symptombewältigung und gibt somit
langfristig Hilfe zur Selbsthilfe. Verhaltenstherapeutische Sitzungen finden in der Regel wöchentlich oder 14-tägig statt.

Bei *Depressionen nach Entbindung* wird in der Regel eine Verhaltenstherapie
sinnvoll sein, vielleicht auch eine tiefenpsychologisch fundierte Psychotherapie, je nach Präferenz der Patientin.

Eine Sondersituation stellt die *Traumatherapie* dar, die im Optimalfall bei
posttraumatischen Belastungsstörungen, wie sie sich auch nach einer Entbindung entwickeln können, zur Anwendung kommt. Spezielle trauma-
therapeutische Verfahren werden sowohl von tiefenpsychologisch arbei-
tenden Psychotherapeutinnen als auch von Verhaltenstherapeutinnen
angeboten. Traumatherapeutisch ausgebildete Psychotherapeutinnen weisen dieses Angebot speziell aus.

Ähnlich wie bei den Medikamenten gibt es auch *Kontraindikationen*
gegen psychotherapeutische Verfahren. So ist beispielsweise nicht jedes
Therapieverfahren für jede Erkrankung oder für jede Patientin geeignet,
und man weiß, dass manche Erkrankungen sich verschlimmern können,
wenn bestimmte Psychotherapieverfahren eingesetzt werden. Deshalb ist
es immer wichtig, vorher mit der Psychotherapeutin zu besprechen, ob
die von ihr angebotene Psychotherapie für Ihr spezielles Problem geeignet ist. Auch allgemeine Informationsdienste, die Psychotherapeuten mit
bestimmten Qualifikationen nennen können, geben Antwort auf diese
Fragen. Wenn Sie in der Wahl des Psychotherapeuten nicht sicher sind,

gilt dasselbe wie immer in solchen Fällen: Holen Sie eine *zweite Meinung* ein.

Psychotherapeutinnen

Bei der Suche nach einer Psychotherapie werden Sie auf ärztliche und psychologische Psychotherapeutinnen stoßen. Ärztliche Psychotherapeutinnen haben ein Medizinstudium und anschließend eine entsprechende Facharztausbildung (z. B. für Psychiatrie und Psychotherapie oder für Psychotherapeutische Medizin) abgeschlossen. Psychologische Psychotherapeutinnen haben ein Psychologie-Studium absolviert. Die Psychotherapieausbildung und Spezialisierung auf ein Verfahren folgt danach und führt zur Erteilung der Approbation als Psychologische Psychotherapeutin.

Fragen Sie bei Ihrer Krankenkasse nach und informieren Sie sich im Internet

Sofern Sie nicht von Ihrem Psychiater, Gynäkologen oder Hausarzt an eine Psychotherapeutin vermittelt werden, können Sie bei Ihrer Krankenkasse nach Adressen fragen. Im Internet gibt es entsprechende Seiten, z. B. www.psychotherapiesuche.de, sowie Verzeichnisse der Landesärztekammern und der Landespsychotherapeutenkammern. Detaillierte Informationen zur Psychotherapie allgemein, zu den Psychotherapieverfahren sowie zur Kostenübernahme finden Sie auch auf der Homepage der Bundespsychotherapeutenkammer (www.bptk.de).

Zugang zur Psychotherapie

Wenn Sie eine Therapie beginnen möchten und eine Kostenübernahme durch die gesetzliche Krankenkasse anstreben, ist es wichtig, vor dem Erstgespräch telefonisch zu erfragen, ob die Psychotherapeutin eine *Kassenzulassung* besitzt. Nur dann können Sie sicher sein, dass die gesetzliche Krankenkasse die Kosten übernimmt. Können Sie belegen, dass Sie schon bei mehreren Therapeutinnen angerufen haben und keinen Termin für ein Erstgespräch bekommen haben und dass Sie dringend einer psychotherapeutischen Behandlung bedürfen, sollten die gesetzlichen Krankenkassen eigentlich auch die Kosten bei Psychotherapeutinnen ohne Kassensitz (Privatpraxen) in *Kostenerstattung* übernehmen. Fragen Sie einfach bei der Terminvereinbarung danach. Die in Kostenerstattung arbeitende Therapeutin wird Ihnen die entsprechenden Informationen dazu geben und Sie bei dem Antragsverfahren bei Ihrer Krankenkasse unterstützen.

Sind Sie *privat krankenversichert*, kommt es darauf an, ob in Ihrem Vertrag psychotherapeutische Leistungen enthalten sind und wenn ja, zu welchen Bedingungen. Die Beihilfe übernimmt bei Beamten in der Regel 50 % der Psychotherapiekosten.

Verlauf einer Psychotherapie

Psychotherapeutinnen arbeiten in der Regel ohne Sprechstundenhilfe, so dass Sie es mit hoher Wahrscheinlichkeit zunächst mit einem Anrufbeantworter zu tun haben werden. Entweder Sie rufen zu den angegebenen Telefonzeiten an oder Sie sprechen Ihr Anliegen auf das Band und werden dann zurückgerufen.

Zunächst werden Sie einen Termin für ein *Erstgespräch* bekommen. Dieses dient dem gegenseitigen Kennenlernen sowie zur Feststellung, dass eine behandlungsbedürftige Störung vorliegt. Das Erstgespräch ist die erste von insgesamt fünf *Probesitzungen* (probatorische Sitzungen), die zum Zwecke der Diagnostik und biographischen Anamnese ohne spezielle Antragstellung von der Psychotherapeutin mit der Krankenkasse abgerechnet werden können. Danach wird die Therapeutin einen *Antrag auf Kostenübernahme* stellen, und nach Bewilligung (die bei Vorliegen einer entsprechenden Störung in der Regel auch erteilt wird) kann die eigentliche Therapie beginnen.

Die *Dauer* einer Kurzzeittherapie liegt in der Regel bei 25 Stunden, die einer Langzeittherapie bei 45 Stunden. Verlängerungen sind auf Antrag möglich.

Die *therapeutische Beziehung* sowie die Auswahl des richtigen Therapieverfahrens spielen eine wichtige Rolle für den Erfolg einer Psychotherapie. Wenn Zweifel hinsichtlich der Eignung des Therapieverfahrens bestehen oder Ihr Gefühl Ihnen sagt, dass die Zusammenarbeit mit der Therapeutin schwierig werden könnte, sollten solche Aspekte auf jeden Fall während der Probesitzungen vor Beginn der eigentlichen Psychotherapie angesprochen werden. Denn Grundvoraussetzung für den Erfolg einer Psychotherapie ist, dass Sie sich bei ihrer Psychotherapeutin gut aufgehoben fühlen und ihr vertrauen. Sie sollten bei Zweifeln auf jeden Fall noch eine zweite oder auch dritte Therapeutin »ausprobieren«. Die Kosten übernimmt in der Regel die Krankenkasse, da die Probegespräche ja gerade dem Zweck dienen herauszufinden, ob ein Arbeitsbündnis zwischen Patientin und Psychotherapeutin funktionieren kann. Ob man mit der jeweiligen Therapieform und mit der Psychotherapeutin zurechtkommt, hängt von der Störung ab, wie auch von der Persönlichkeit und den eigenen Erwartungen.

Medikamentöse Behandlung

Welchen Stellenwert haben Medikamente in der Behandlung der postnatalen psychischen Störungen?

Genauso wie bei Depressionen, die zu anderen Zeiten im Leben auftreten, folgt die Therapie einer postnatalen Depression einem sogenannten multimodalen Therapieansatz, d. h. verschiedene Behandlungsverfahren werden kombiniert. In der Regel kommt bei Depressionen, also auch bei den postnatalen Depressionen, eine Kombination aus medikamentöser Therapie, Psychotherapie und dem Aufbau sozialer Unterstützung zum Einsatz.

Wie bei Depressionen allgemein werden auch bei postnatalen Depressionen in erster Linie Medikamente aus der Gruppe der sogenannten *Antidepressiva* eingesetzt. Unterstützend kommen dann vielleicht noch andere Medikamente hinzu (wie etwa Schlafmittel). Bei den Antidepressiva gibt es verschiedene Substanzgruppen, die sich in Wirkung und Nebenwirkungen unterscheiden. Antidepressiva sind auch bei anderen Störungen wirksam, wie etwa bei Panikstörungen oder Zwangserkrankungen. Antipsychotika (auch als Neuroleptika bezeichnet), werden in erster Linie bei Psychosen, Manien oder Unruhezuständen eingesetzt. Manchmal werden allerdings bestimmte Antipsychotika (=Neuroleptika), die eine gute schlafanstoßende und beruhigende Wirkung haben, zur Unterstützung zusätzlich zu Antidepressiva gegeben. Insbesondere dann, wenn man keine Schlafmittel bzw. Beruhigungsmittel im engeren Sinne einsetzen möchte (wie etwa Tranquilizer aus der Gruppe der Benzodiazepine), weil bei diesen ein gewisses Abhängigkeitspotential besteht.

Prinzipiell werden Antidepressiva ebenso wie alle anderen Medikamente *nach dem Beschwerdebild ausgewählt.* Eine Patientin, deren Depression mit ausgeprägter Unruhe und Schlaflosigkeit einhergeht, wird ein anderes Antidepressivum bekommen als eine Mutter, die unter Antriebslosigkeit und Energiemangel leidet oder zwanghaft grübelt. Die Entscheidung über das richtige Präparat sollte ein erfahrener Arzt treffen, am ehesten ein Psychiater oder der Hausarzt, der sich mit der Depressionsbehandlung meist gut auskennt.

Beruhigungsmittel (Tranquilizer) können bei einer schweren Depression nach der Entbindung im Ausnahmefall erforderlich sein. Da diese Medikamente im Gegensatz zu Antidepressiva und den bei Psychosen eingesetzten Antipsychotika (=Neuroleptika) ein Abhängigkeitspotential in sich bergen, sollten sie nur über einen kurzen Zeitraum eingesetzt und dann gezielt auch wieder ausgeschlichen werden. Meist ist die Gabe solcher Substanzen nur erforderlich, wenn die Krankheit so schwer ausgeprägt ist, dass eine stationäre Behandlung erforderlich ist.

Sind Psychopharmaka nicht gefährlich?

Nicht nur in Bezug auf psychische Erkrankungen insgesamt, sondern auch bezüglich der Behandlung mit speziellen Medikamenten (= Psychopharmaka, also Medikamenten, die auf die Psyche wirken) besteht viel Unwissen. Manchmal gibt es ein regelrechtes Misstrauen Psychiatern und ihren Behandlungsmethoden gegenüber, das nicht gerechtfertigt ist. Psychopharmaka verändern nicht die Persönlichkeit, sondern führen vielmehr dazu, dass belastende Symptome beseitigt werden und das frühere »Ich« wieder zum Vorschein kommt. Und die meisten Psychopharmaka machen nicht abhängig. Antidepressiva und Antipsychotika müssen zwar regelmäßig eingenommen werden und können auch nicht von einem Tag auf den anderen weggelassen werden, weil sonst möglicherweise Absetzerscheinungen auftreten. Eine Abhängigkeit, wie man sie von Alkohol oder von bestimmten Beruhigungsmitteln bzw. Schlafmitteln kennt, gibt es bei Antidepressiva und Antipsychotika aber nicht.

Medikamente gegen Depressionen machen nicht abhängig

Weder Antidepressiva noch Antipsychotika (= Neuroleptika) machen abhängig. Sie verändern nicht die Persönlichkeit, sondern führen vielmehr dazu, dass ein Mensch wieder so wird wie vor der Erkrankung.

Bedeutet es Schwäche, wenn man Medikamente einnimmt?

Das ist eine Frage, die sich viele Menschen mit psychischen Störungen stellen und die sie offenbar mit ja beantworten – sonst ist es nicht zu verstehen, dass so viele Betroffene auf eine schnell wirksame Behandlungsmethode verzichten. Naturgemäß gibt es Unterschiede in der persönlichen Einstellung zu Medikamenten. Manche Menschen nehmen erst bei ganz starken, unerträglichen Kopfschmerzen »mit schlechtem Gewissen« eine Schmerztablette (»Eigentlich bin ich ja gegen Medikamente«), andere wollen sich nicht so quälen und greifen bereits frühzeitig dazu. Aber auch diese Unterschiede, die sehr von individuellen Einstellungen und Erfahrungen geprägt sind, erklären nicht, warum sich gerade im Bereich psychischer Störungen so hartnäckig die Überzeugung hält, dass man eigentlich ohne Medikamente auskommen müsste. Warum ist es so einfach zu akzeptieren, dass man bei einer Infektion ein Antibiotikum braucht, bei einer Zuckerkrankheit Insulin oder bei Herzrhythmusstörungen ein Medikament, das den Herzschlag reguliert? Warum hat ein Rheumatiker keine Schwierigkeiten, seinen Angehörigen und Freunden zu erklären, warum er ein Antirheumatikum nehmen muss? Und warum ist es auf der anderen Seite manchmal so schwer, Patientinnen mit psychischen Problemen davon zu überzeugen, dass sie eine medikamentöse Behandlung brauchen? Vielleicht deshalb, weil psychische Störungen immer noch als persönliche Schwäche betrachtet werden und nicht als Krankheit? Weil gerade Nichtbetroffene denken, man müsse sich nur richtig zusammenreißen, sich ablenken oder Stress reduzieren, damit es besser geht? Ja, leider gibt es immer noch diese riesige Wand von Vorurteilen über psychische Störungen. »Jeder ist doch mal depressiv, das kenne ich auch« ist so ein Satz, den Betroffene hören. »Warum muss man sich da gleich mit Medikamenten vollstopfen?« Und dann folgt meist der Hinweis auf eine andere Behandlungsmöglichkeit – wie etwa Homöopathie, Yoga, Reiki, Bachblü-

ten-Behandlung und eine Vielzahl anderer Methoden, die meist wirkungs-
los bleiben und auf jeden Fall dann nicht helfen, wenn es sich um eine
ausgeprägte Depression oder sonstige schwere psychische Störung handelt.

Bei einer psychischen Erkrankung ein Medikament einzunehmen bedeutet nicht Schwäche. Vielmehr braucht man oft *Stärke* und den Mut, zu der
Erkrankung zu stehen, die eigenen Vorbehalte zu überwinden und sich
gegen Vorurteile von Angehörigen und Freunden durchzusetzen.

Genau wie bei vielen anderen Gesundheitsproblemen ist übrigens
auch bei psychischen Störungen eine frühzeitige Diagnosestellung und
Behandlung enorm wichtig, um die Verschleppung von Symptomen und
die Chronifizierung zu vermeiden. Hinzu kommt, dass bei Zahnschmer-
zen oder einer verschleppten Bronchitis im Wesentlichen der Betroffene
alleine leiden muss – im Fall einer unbehandelten Depression, Angststörung oder Psychose nach der Entbindung dagegen eine ganze Familie, und besonders das schwächste Glied in der Kette, das Kind. Darüber müssen sich alle Angehörigen und Freunde im Klaren sein, die eine
betroffene Frau bei der Einnahme verordneter Medikamente nicht unterstützen oder ihr sogar durch entsprechende Bemerkungen Schuldgefühle
machen.

Wie lange dauert es, bis die Medikamente wirken?

Das kann sehr unterschiedlich sein. Erfreulicherweise ist es aber sehr häufig so, dass sich bereits in den ersten Tagen der Einnahme eine beginnende
Besserung zeigt. So kann es beispielsweise sein, dass sich schon in der
ersten Nacht die schlafanstoßende und angstlösende Wirkung des Antidepressivums bemerkbar macht, auch wenn die antidepressive Wirkung erst
mit einiger Verzögerung eintritt. Auch Antipsychotika sind in der Regel
rasch wirksame Medikamente.

Die Erfahrung in der Praxis zeigt übrigens immer wieder, dass bei Symptomen, die noch nicht lange bestanden haben, die Wirksamkeit der Medikamente besonders gut ist und schnelle Erfolge zu erzielen sind – eines von
vielen Argumenten für eine möglichst frühzeitige Behandlung.

Wie lange müssen die Medikamente nach Abklingen der Symptomatik weiter genommen werden?

Bezüglich der Dauer der Einnahme gelten die gleichen Regeln für postnatale psychische Störungen wie allgemein bei psychischen Erkrankungen: Nach Abklingen der Symptomatik, das heißt also nach Verschwinden der depressiven oder psychotischen Symptomatik, sollten die Medikamente für mindestens ein halbes Jahr weiter eingenommen werden. Viele Untersuchungen haben gezeigt, dass ein früheres Absetzen von Antidepressiva oder Antipsychotika eine hohe Rückfallgefahr in sich birgt. Sollten deutliche Nebenwirkungen bestehen, wie etwa ausgeprägte Müdigkeit, kann die Dosis reduziert werden. Auch nach dem halben Jahr sollte das Medikament nicht von heute auf morgen abgesetzt werden, sondern in Absprache mit dem Arzt nach einem Stufenplan.

Prinzipiell ist es denkbar, dass mit dem Absetzen des Medikamentes zunächst noch einmal Veränderungen auftreten und dass es zu kurzfristigen Schwankungen im Befinden kommt. In der Regel sollten sich diese Schwankungen sehr rasch wieder stabilisieren, und wenn das nicht der Fall ist, könnte dies ein Hinweis darauf sein, dass auch über das halbe Jahr hinaus eine Behandlung sinnvoll ist. Immer wieder kommt es übrigens vor, dass Menschen nach der erfolgreichen Behandlung feststellen, dass es ihnen schon lange Zeit vor Ausbruch der Depression nicht mehr »richtig gut« gegangen ist und dass sie sich mit der Behandlung besser fühlen als viele Jahre vorher. Immer wieder einmal stellen Frauen nach Behandlung der postnatalen Depression nach der zweiten Entbindung in der »Rückblende« fest, dass es ihnen schon seit der ersten Entbindung nicht wirklich gut ging und dass sie erst jetzt wieder in ihre frühere Aktivität und Fröhlichkeit zurückgefunden haben. In solchen Fällen kann es sinnvoll sein, die Behandlung mit einer niedrigen Dosis des Medikamentes zunächst über einem längeren Zeitraum, beispielsweise ein oder zwei Jahre, fortzuführen.

Sind Medikamente mit dem Stillen vereinbar?

Unter Berücksichtigung bestimmter Vorsichtsmaßnahmen – ja! Insgesamt gilt natürlich, dass eine Frau, die stillt, möglichst wenige Medikamente einnehmen sollte, weil die meisten in die Muttermilch übergehen. Damit gelangen sie dann in geringem Ausmaß auch in den Körper des Kindes. Ähnlich wie für die Schwangerschaft gibt es auch für die Stillzeit keine kontrollierten Untersuchungen über die Auswirkungen von Medikamenten, weil sich das natürlich aus ethischen Überlegungen verbietet – Säuglinge dürfen solchen Tests mit Blutabnahmen nicht ohne guten Grund unterzogen werden. Die zur Verfügung stehenden Informationen stammen alle aus der Sammlung klinischer Fälle, weshalb verständlicherweise Erkenntnisse eher für ältere und lange bekannte Medikamente vorliegen als für kürzlich zugelassene.

Insgesamt kann man sagen, dass für kein Antidepressivum und kein Antipsychotikum Belege für Schädigungen des Kindes bei Gabe in der Stillzeit vorliegen – vorübergehende Nebenwirkungen sind natürlich trotzdem nicht ausgeschlossen. Und ein theoretisches Restrisiko bleibt, weil man nicht genau abschätzen kann, ob die Medikamente nicht doch Auswirkungen auf das Kind haben. Es muss immer eine Nutzen-Risiko-Abwägung erfolgen zwischen dem Nutzen des Stillens einerseits und der Notwendigkeit einer medikamentösen Therapie andererseits. Bei einer Depression wird es im Übrigen einfacher sein, das Stillen fortzusetzen, als bei einer Psychose oder einer Manie, bei der die Mutter sehr krank ist und meist auch stationär behandelt werden muss.

Die Wünsche der stillenden Mutter sind von großer Wichtigkeit, weil es sich durchaus negativ auswirken kann, wenn eine Frau mit einer psychischen Störung nach der Entbindung vom Arzt genötigt wird abzustillen, um eine medikamentöse Behandlung möglich zu machen. Leider kommt so etwas immer wieder vor, weil auch Psychiater unsicher sind, ob sie das Risiko eingehen sollen, das Kind einer gewissen Menge des Medikamentes auszusetzen. Damit werden aber unter Umständen die Mütter zusätzlich in Probleme gestürzt: Weil die meisten depressiven Mütter nach der Entbindung sowieso schon das Gefühl haben, dass sie schlechte Mütter sind und dass sie ihr Kind nicht gut versorgen, verstärkt sich dieses Gefühl meist noch, wenn sie ihr Kind nicht mehr stillen dürfen und ihm damit die positiven Auswirkungen des Stillens vorenthalten. Gerade aus diesem Grunde kommt es dann auch vor, dass eine Mutter sagt, »Das ist das einzig Gute, was ich für mein Kind noch tun kann, deshalb möchte ich weiter stillen und nicht wegen Medikamenten abstillen müssen«. Und sie bleibt weiter depressiv, weil sie vor die Alternative Stillen oder Medikamente gestellt wurde und sich für das Stillen entschieden hat.

Im Interesse von Müttern und Kindern gilt deshalb: Zunächst feststellen, ob es für die Mutter wichtig ist, weiter zu stillen oder ob sie sich vorstellen kann, abzustillen. Wenn diese Frage geklärt ist, erfolgt die Auswahl des Medikamentes. Auch wenn für stillende Mütter der Kreis der einsetzbaren Präparate kleiner ist, gibt es doch für jedes Störungsbild Medikamente, die mit vertretbarem Risiko eingesetzt werden können. Nähere Informationen dazu finden sich unter *www.embryotox.de*. Bei dieser Beratungsstelle können Ärzte und Betroffene auch konkret zu einem Medikament nachfragen. Ausführlich behandelt wird das Thema Medikamenteneinnahme in Schwangerschaft und Stillzeit in Rohde und Schaefer (2010).

Internet:

Informationen zur Einnahme von Medikamenten in der Stillzeit finden Sie unter:
www.embrytox.de

Was bedeutet Nutzen-Risiko-Abwägung bei der Einnahme von Medikamenten in der Stillzeit?

Nutzen-Risiko-Abwägung bedeutet, dass die Vorteile der Medikamentengabe gegen die Nachteile abgewogen werden. Und zwar auf der Basis, dass man mögliche Auswirkungen auf das neugeborene Kind nicht vollständig ausschließen kann, obwohl konkrete Anhaltspunkte für anhaltende Auswirkungen für fast keines der bei psychischen Störungen verwendeten Medikamente vorliegen. Am ehesten sind vorübergehend auftretende Nebenwirkungen beim Kind zu erwarten, und zwar die, die auch bei der Mutter auftreten können. Es bleibt zudem das theoretische Restrisiko, dass doch langfristige Auswirkungen möglich sind, zu denen zum jetzigen Zeitpunkt noch keine Forschungsergebnisse vorliegen oder die man vielleicht auch gar nicht der Medikamentengabe zuschreibt. Diese nicht auszuschließenden Auswirkungen auf das Kind müssen dann den Risiken einer unbehandelten Erkrankung der betroffenen Mutter gegenübergestellt werden – die auch ganz erhebliche Auswirkungen haben kann. Eine depressive, nervöse, unruhige Mutter, die nicht mehr schlafen kann, unter Angstattacken oder sonstigen Symptomen leidet, kann ihrem Kind nicht die Geborgenheit und Fürsorge wie in gesunden Zeiten geben. Außerdem ist eine länger bestehende Depression oder andere unbehandelte psychische Problematik ungünstig für die Entwicklung einer stabilen Mutter-Kind-Bindung und für die weitere Entwicklung des Kindes, wie mittlerweile aus verschiedenen Studien bekannt ist. Deshalb muss eine Psychose nach der Entbindung immer behandelt werden, wobei eine medikamentöse Therapie bei bipolarer Erkrankung (Manie) und Psychose in der Regel unumgänglich ist. Und auch eine Depression sollte in der Nutzen-Risiko-Abwägung allenfalls über einige Tage und maximal wenige Wochen toleriert werden – und auch das nur, wenn sie leichteren Ausmaßes ist.

Was ist zu beachten, wenn eine stillende Mutter Medikamente nimmt?

Die möglichen Nebenwirkungen beim Kind können denen auf dem Beipackzettel des Medikamentes entsprechen. In der Praxis werden aber, wenn überhaupt, meist nur leichte Symptome beobachtet, wobei dann auch nicht ganz sicher ist, ob sie wirklich mit dem Medikament in Zusammenhang stehen (beispielsweise wenn das Kind ruhiger oder etwas schläfriger ist als sonst und schlechter trinkt). Der Kinderarzt sollte vor Beginn der Behandlung befragt werden, ob beim Säugling irgendwelche Besonderheiten bestehen, die aus seiner Sicht gegen ein Stillen unter Medikamenteneinnahme sprechen. Besonderes Augenmerk sollte auf Frühgeborene gerichtet werden, da deren Organsysteme unter Umständen noch nicht reif genug sind, die mit der Muttermilch erhaltenen Medikamente zu verstoffwechseln.

Es wird immer wieder die Frage gestellt, ob man bestimmte *Zeitabstände* zwischen Medikamenteneinnahme und Stillen einhalten sollte, um nicht gerade zu stillen, wenn die höchsten Spiegel des Medikamentes im Blut bzw. in der Muttermilch bestehen. Wann die Muttermilch die höchste Konzentration des Medikamentes enthält, hängt unter anderem von der Substanz und von der Schnelligkeit der Aufnahme über den Magen-Darm-Trakt ab, was wiederum bei der Mutter und auch beim Neugeborenen sehr verschieden sein kann. Mittlerweile hat sich die Auffassung durchgesetzt, dass die Verteilung des Medikamentes über mehrere Tagesdosen sinnvoll ist oder die Gabe eines sogenannten Retard-Präparates (Freigabe des Wirkstoffs über 24 Stunden), und zwar mit dem Ziel, möglichst gleichmäßige Blutspiegel ohne große Spitzen zu haben. Und dass dann nach den Bedürfnissen des Kindes gestillt werden kann, wodurch zusätzlicher Stress durch die ständige Notwendigkeit der Kontrolle von Zeitabständen vermieden wird.

Wann immer der Eindruck entsteht, dass ein Kind unter *Nebenwirkungen* der Medikamente leidet, z. B. plötzlich müde und schläfrig wird, nicht mehr richtig trinkt, unter auffallenden Bauchkoliken leidet, plötzlich unruhig ist und schreit (und wenn diese Symptome nicht durch einen Infekt oder anders erklärt werden können), sollte das Stillen für eine Zeitlang ausgesetzt werden und das Kind anders ernährt werden. Manchmal reicht auch das Zufüttern, indem z. B. nur noch jede zweite Mahlzeit gestillt und zwischendurch die Flasche gegeben wird. Die Muttermilch kann in dieser Zeit abgepumpt werden. Wenn sich die Auffälligkeiten beim Kind dann normalisieren, spricht das dafür, dass es sich um Nebenwirkungen der Medikamente gehandelt hat. Glücklicherweise ist das in der Praxis äußerst selten der Fall und betrifft meist nur junge Säuglinge unter ein bis zwei Monaten. Auch extrem frühgeborene Kinder sind empfänglich für Nebenwirkungen. Von stillenden Müttern unter antidepressiver Behandlung wird eher berichtet, dass das Kind ausgeglichener und zufriedener ist. Das ist am ehesten darauf zurückzuführen, dass es der Mutter sehr viel besser geht und dass sie ruhiger und gelassener mit ihrem Säugling umgeht.

Leidet das Baby unter Beschwerden, die sogar eine *Klinikeinweisung* erforderlich machen (z. B. wegen eines fraglichen Magen-Darm-Infektes), dann sollte man direkt darauf hinweisen, welche Medikamente die stillende Mutter einnimmt. Man sollte darum bitten, dass beim Kind auch etwas Blut für die Bestimmung des Blutspiegels abgenommen und zur Bestimmung in ein Speziallabor geschickt wird. Schon in manchem Fall hat dieses Vorgehen gezeigt, dass gar keine Medikamente im Blut des Säuglings nachweisbar waren, so dass man weiter nach einer anderen Ursache der Magen-Darm-Probleme forschen musste. Auf jeden Fall beruhigt das die Mutter, die sonst ihr schlechtes Gewissen nicht wirklich loswird, weil sie immer darüber nachdenkt, dass ja vielleicht doch die Medikamente verantwortlich sind.

Sind pflanzliche Präparate eine sinnvolle Alternative?

Üblicherweise wird angenommen, dass pflanzliche Präparate ungefährlicher seien als chemisch hergestellte, was aber so generell nicht bestätigt werden kann. Bei den Antidepressiva ist das Johanniskraut zu nennen, das gut wirkt bei leichten bis mittelschweren Depressionen. Für Psychosen und Manien gibt es keine wirksamen pflanzlichen Präparate.

Zu pflanzlichen Präparaten und Schwangerschaft bzw. Stillzeit gibt es kaum dokumentierte Fälle von Schwangerschaften oder gestillten Babys, auch zum Johanniskraut wenige im Vergleich zu den meisten anderen Psychopharmaka. Daraus ist nicht abzuleiten, dass pflanzliche Präparate nicht eingenommen werden dürfen, sondern dass das gleiche Prinzip der Nutzen-Risiko-Abwägung eingehalten werden muss. Baldrian als leichtes Beruhigungsmittel kann als unbedenklich gelten, wobei nicht-alkoholische Zubereitungen gewählt werden sollten. Zu dem recht neuen Lavendelöl, das bei Angst- und Unruhezuständen eingesetzt wird, gibt es noch keine Daten zur Stillzeit.

> **Auch die Gabe pflanzlicher Medikamente sorgfältig abwägen**
>
> Für pflanzliche Präparate gilt die gleiche Nutzen-Risiko-Abwägung wie für andere Medikamente.

Mit welchen Nebenwirkungen muss man rechnen?

Da Medikamente heute vor ihrer Zulassung sehr sorgfältig auf ihre Nebenwirkungen geprüft werden, ist die Liste der möglichen unerwünschten Wirkungen auf dem Beipackzettel in der Regel sehr lang und einschüchternd – selbst für Ärzte. Bei genauerer Betrachtung liegt die Wahrscheinlichkeit solcher Nebenwirkungen aber meist unter 10 % oder sogar unter 1 %. Außerdem sind die möglichen Begleiteffekte oft eher harmloser Natur und vorübergehend.

Im Zweifelsfall gilt bei Unsicherheiten: »Fragen Sie Ihren Arzt oder Apotheker«. Es ist nicht sinnvoll, einfach ein Medikament nicht einzunehmen, weil der Beipackzettel Angst auslöst, und vielleicht sogar nicht mehr zu dem Arzt hinzugehen, der es verschrieben hat. Der Arzt kennt diese Nebenwirkungen und wird sich bei der Verordnung etwas gedacht haben.

Also: Fragen Sie ihn und sprechen Sie ihn auch darauf an, wenn Ihnen in der Apotheke von der Einnahme abgeraten wurde, weil Sie stillen.

Aus der eigenen praktischen Erfahrung kann ich sagen, dass man für jede Patientin das passende Medikament findet, auch wenn es nicht immer sofort das erste eingesetzte Präparat ist. Aufgrund der Erfahrung mit einer bestimmten Symptomatik wird man ein bestimmtes Medikament auswählen, kann aber nicht garantieren, dass es wie erwünscht wirkt – selbst wenn es bei vielen anderen Frauen gut geholfen hat. Auch die Empfindlichkeit für Nebenwirkungen kann sehr unterschiedlich sein – manche Frauen haben gar keine Nebenwirkungen, andere leiden – besonders anfangs – manchmal extrem darunter. Hilfreich für die Vermeidung von Nebenwirkungen ist ein langsames »Einschleichen«, d. h. der Beginn mit einer sehr niedrigen Dosis und dann schrittweiser Steigerung. Ein genaues Einnahmeschema muss der verordnende Arzt festlegen. Für ihn kann es aber hilfreich sein, wenn Sie Vorerfahrungen mit Medikamenten mitteilen, z. B. wenn Sie schon bei kleinen Dosierungen Nebenwirkungen hatten. Außerdem muss man wissen, dass die meisten anfänglichen Nebenwirkungen nach einigen Tagen Einnahme wieder verschwinden. »Durchhalten« ist also zunächst die Devise. Manchmal hilft es auch, beim Auftreten von Nebenwirkungen die Dosis noch etwas langsamer zu steigern. Langfristiges Ziel ist, dass ein verordnetes Medikament gut verträglich ist. Denn nur so kann man einer Patientin zumuten, dass sie über einen Zeitraum von mehr als sechs Monaten (▶ S. 95) ein Medikament einnimmt.

Untersuchungen vor und während der Medikamenteneinnahme

Vor Beginn einer Behandlung mit Medikamenten ist eine sorgfältige Untersuchung und die Bestimmung von Laborwerten erforderlich, zu der neben einer Untersuchung der Blutsalze (= Elektrolyte), der Leber- und Nierenwerte und der Schilddrüsenwerte ein Blutbild gehört. Ergänzt werden kann das durch die Erhebung eines Vitaminstatus, wobei die Erkenntnisse dazu aber nicht einheitlich sind. Solche Untersuchungen sind deshalb sinnvoll, weil manche Funktionsstörungen die Symptome einer Depression imitieren können (wie etwa eine Schilddrüsenunterfunktion oder Blutarmut als Folge von Eisenmangel). Auch im Verlauf der Therapie können regelmäßige Kontrolluntersuchungen erforderlich sein, wie etwa eine Überprüfung der Leber- und Nierenwerte, des Blutbildes, des Blutzuckers oder EKG-Kontrollen. Art und Häufigkeit der notwendigen Untersuchungen sind bei Erkrankungen und Medikamenten sehr unterschiedlich und werden vom Arzt festgelegt.

Lichttherapie

Zur genaueren Erforschung der Lichttherapie (Phototherapie) führte in den 1980er Jahren die Feststellung, dass in nördlichen Ländern in den lichtarmen Monaten bestimmte Formen von Depressionen häufiger sind: Es wurde der Begriff »saisonal-abhängige affektive Störung« geprägt, umgangssprachlich auch als »Winterdepression« bezeichnet. Die Folge war der Versuch, das natürliche Licht durch besondere Lichtlampen zu ersetzen, was bei bestimmten Depressionsformen tatsächlich zum Therapieerfolg führte.

Zwischenzeitlich sind spezielle transportable Geräte zur Lichttherapie im Handel verfügbar. Bei ärztlicher Verordnung kann die Kostenübernahme durch die Krankenkasse beantragt werden und dann die Behandlung zuhause durchgeführt werden.

Um antidepressive Medikamente bei schwangeren oder stillenden Frauen einzusparen, gibt es Versuche mit Lichttherapie bei Depressionen nach der Entbindung. Die bisher vorhandenen wenigen Studien zeigen erste positive Effekte, so dass sich im Einzelfall die Überlegung lohnt, ob eine solche Lichttherapie sinnvoll ist.

Entspannungsverfahren

Entspannungsverfahren werden als ergänzende Maßnahme zur medikamentösen und insbesondere der psychotherapeutischen Behandlung psychischer Störungen eingesetzt. Im ambulanten Bereich werden diese Verfahren oft begleitend zur Psychotherapie eingeübt. Die bekanntesten Verfahren sind die Progressive Muskelrelaxation nach Jacobson, das Autogene Training und Yoga. Außerdem werden zunehmend häufiger Imaginative Verfahren sowie Hypnotherapeutische Entspannung angewendet. Für Entspannungsverfahren werden Kurse über die Krankenkasse, bei Beratungsstellen oder Volkshochschule und Familienbildungsstätten angeboten. Dazu kann man sich selbst anmelden. Und wenn man ganz eigenständig üben möchte, gibt es eine Reihe von Büchern und Audio-Angeboten mit entsprechenden Anleitungen.

Progressive Muskelentspannung (PMR)

Die Progressive Muskelentspannung ist in der Regel gut zu erlernen. Im Wechsel von Anspannung und Entspannung bestimmter Muskelgruppen erlernt man, aktiv einen entspannten Zustand herbeizuführen, was man dann – besonders bei regelmäßiger Anwendung – als Einschlafhilfe oder zur Beseitigung von Unruhe und Anspannung nutzen kann.

Autogenes Training

Das autogene Training ist wahrscheinlich das bekannteste Entspannungsverfahren, und viele Menschen haben sich daran schon einmal versucht. Allerdings liegt nicht jedem die Tiefe der Körperwahrnehmung, auf die man sich einlassen können muss, um beispielsweise die Schwere der Arme oder der Beine oder die Wärme im sogenannten Sonnengeflecht (einem Geflecht von Nervenfasern am Übergang vom Brustkorb zum Bauch) wahrzunehmen. Besonders im akuten Zustand einer Erkrankung ist das nicht einfach und kann sogar zur Verstärkung der Symptomatik führen. Es gibt aber viele andere Problembereiche, in denen sich die Geduld und die investierte Übungszeit auszahlen und das autogene Training zur Hilfe in schwierigen Situationen werden kann.

Imaginative Verfahren

Imaginative Verfahren (z. B. Phantasiereisen) werden heute in vielfältigen Zusammenhängen angewendet. So sind beispielsweise in Geburtsvorbereitungskursen Übungen mit entspannender Musik und der Anleitung, dazu eine angenehme Vorstellung zu entwickeln, gang und gäbe. Wer denkt: »Was soll das bringen?«, dem kann ein kleines Experiment helfen, die Wirkung nachzuvollziehen: Stellen Sie sich einmal so bildhaft wie möglich vor, wie Sie in eine leuchtend gelbe, aufgeschnittene Zitrone beißen. Was bemerken Sie? Die meisten Menschen berichten bei dieser Übung von vermehrtem Speichelfluss. Zu beobachten ist ein Zusammenziehen der Gesichtsmuskulatur. Zusätzlich wird das mit dem sauren Geschmack assoziierte Gefühl ausgelöst (ob angenehm oder unangenehm ist individuell verschieden). Verstärken können Sie diese Effekte noch, wenn Sie sich den Geruch und den Geschmack der Zitrone aktiv vergegenwärtigen. Bildliche Vorstellungen haben also unmittelbare Auswirkungen auf Körper und Gefühle. Bei den imaginativen Verfahren wird die positive Macht der Phantasie gezielt zur Verminderung von Anspannung und auch Ängsten genutzt. Einfacher ist es, diese Übungen anzuwenden, wenn man sie zunächst unter fachlicher Leitung erlernt hat. Da das allerdings nicht immer sofort umzusetzen ist, lohnt sich die Suche nach entsprechenden Audio-Angeboten.

Hypnotherapeutische Entspannung

Kennzeichen der Hypnotherapeutischen Entspannung sind ein bestimmter, eben der sogenannte hypnotherapeutische Satzbau und eine spezielle Sprachmodulation. Diese sollen dazu führen, dass die Entspannungsinstruktionen direkt am Unbewussten andocken. Man geht also davon aus, dass konzentriertes Zuhören nicht zwangsläufig nötig ist, um die Entspannungsinstruktion auf körperlicher Ebene umzusetzen. Deshalb sind diese Übungen besonders bei ausgeprägter Grübelneigung und zum Einschlafen geeignet. Sie sollten allerdings nur von der Psychotherapeutin empfohlene Übungen ausprobieren.

Yoga

Yoga steht in der buddhistischen Tradition und vereint körperliche Fitness mit Meditation. Viele Frauen profitieren sehr von dieser Kombination. Anderen ist es zu langsam, sie treiben lieber »richtig« Sport. Entspannend wirkt beim Yoga neben der körperlichen Betätigung die achtsam akzeptierende Grundhaltung. Alles was ist, wird mit neugierig liebevollem Interesse wahrgenommen und dabei nicht bewertet. So wird z. B. bei der Atemmeditation achtsam wahrgenommen, wie der Atem einfließt und wieder ausströmt, ohne zu bewerten, ob das gut oder schlecht, schön oder schrecklich ist. Allein die Wahrnehmung, also das sinnliche Erleben, bringt Ruhe und Entspannung. Yogakurse werden von Krankenkassen, Volkshochschulen und privaten Yogainstituten angeboten.

Noch wichtig bei Entspannungsverfahren

Wenn man mit der Anwendung von Entspannungsverfahren beginnt, ist es absolut normal, dass die Konzentration währenddessen auf Abwege gerät. Lassen sie sich dadurch nicht entmutigen! Achten Sie wie beim Yoga liebevoll neugierig (ohne sich selbst abzuwerten) darauf, wo ihre Aufmerksamkeit hinwandert und richten Sie sie dann wieder auf die Entspannungsübung. Das Gelingen von Entspannungsübungen ist einfach Trainingssache. Zu Beginn von Entspannungsübungen haben manche Teilnehmer den Anspruch, dass sofort eine nachhaltige Wirkung spürbar sein sollte, und wenn das nicht gelingt, dann habe man etwas falsch gemacht. Dem ist nicht so. Zunächst wirkt die Entspannungsübung in dem Moment der Durchführung. Es ist anzunehmen, dass am Anfang des Trainings die Anspannung nach Beendigung der Entspannungsübung mehr oder weniger schnell wieder ansteigt, vor allem, wenn bestehende Belastungen nicht grundsätzlich zu beseitigen sind. Aber der erneute Anstieg der Anspannung beginnt von einem niedrigeren Level als ohne Entspannungsübung, und Ihre Seele hatte eine entspannte Pause. Bei der Anwendung von Entspannungsübungen gilt also: Möglichst häufiges Üben ohne Anspruch auf Perfektion. Dann tritt mit der Zeit auch ein nachhaltiger Effekt ein!

Der Einsatz von Hormonen

Gerade im Zusammenhang mit postnatalen psychischen Störungen stellt sich die Frage, ob Hormone eine Rolle bei der Verursachung spielen und ob man durch die Gabe von Hormonen solche Störungen beseitigen kann. Auch als Vorbeugung gegen das Wiederauftreten einer Störung bei der nächsten Entbindung sind Hormone immer wieder im Gespräch. Die wichtigsten Hormone, die auch in der Praxis bei postnataler Depression eingesetzt wurden bzw. werden, sind Progesteron und Östrogen.

Progesteron

Bereits in den 1960er Jahren wurde mit der Gabe von Progesteron (z. B. als Zäpfchen) bei postnatalen Depressionen experimentiert; über gute Therapieerfolge und einen vorbeugenden Effekt wurde berichtet. Allerdings konnten später durchgeführte kontrollierte Therapiestudien diese Effekte nicht belegen, so dass sich diese Behandlung nicht durchgesetzt hat. Dennoch gibt es immer wieder Frauen, die Progesteron eingenommen haben, nachdem sie bereits eine postnatale Depression bei einer früheren Entbindung erlitten haben, und die damit positive Erfahrungen gemacht haben. Im Einzelfall spricht deshalb nichts dagegen, wenn ein solcher Versuch unternommen wird. Ansprechpartner dafür ist der Gynäkologe.

Östrogen

Die Gabe von Östrogenen bei postnatalen psychischen Störungen ist eher neueren Datums, und zwar nachdem sich in anderen Zusammenhängen die stimmungsstabilisierende und antidepressive Wirkung von Östrogenen gezeigt hat (wie etwa in den Wechseljahren). Die bisherigen Studien bei postnatalen Depressionen und auch Psychosen klingen vielversprechend. Allerdings sind diese Therapiestrategien noch nicht so weit untersucht, dass von einer allgemeinen Wirksamkeit ausgegangen werden kann. Aber auch hier gilt: Gibt es im Einzelfall Hinweise auf einen besonders ausgeprägten Östrogenmangel in der Zeit nach der Entbindung (was am besten der Gynäkologe beurteilen kann), dann ist auch der Versuch einer Östrogen-Behandlung (Östrogen-Substitution) sinnvoll, z. B. als Creme, die über die Haut aufgenommen wird, oder in Form eines Östrogen-Pflasters.

Helfen alternative Heilmethoden?

Diese Frage kann nicht generell beantwortet werden. Insgesamt ist nichts gegen alternative Behandlungsformen wie etwa Akupunktur, Homöopathie oder ähnliches einzuwenden. Allerdings sind solche Methoden nur bei leichten Formen von Depressionen oder Angststörungen eine Alternative zur fachpsychiatrischen bzw. psychotherapeutischen Behandlung. Am ehesten bei Problemen, die noch im »normalen« Bereich liegen – z. B. Folgen von Stress und besonderen Belastungen.

Aufmerksam sollte man immer werden, wenn die Krankenkasse eine solche Behandlung nicht bezahlt. Von den Kassen werden in der Regel nur Kosten für Behandlungen übernommen, für die in speziellen Untersuchungen die Wirksamkeit nachgewiesen wurde. Das trifft beispielsweise für zugelassene Medikamente zu und für die Psychotherapieverfahren, die die Krankenkasse bezahlt. Damit ist natürlich nicht gesagt, dass alternative Heilmethoden nicht helfen – das ist sicher in vielen Fällen so. Aber auf jeden Fall fehlt der Wirksamkeitsnachweis bei größeren Gruppen von Patienten, und deshalb sollten sie auch unter Kostenaspekten nicht die erste Wahl sein.

Große Zurückhaltung sollte man walten lassen bei Methoden, die auch im weiteren Sinne nicht mehr im medizinischen oder psychotherapeutischen Bereich angesiedelt sind. Zu nennen sind hier beispielsweise die elektromagnetische Feldtherapie, die Suche nach ungünstigen Wasseradern, die Befragung der Sterne, Einsatz von magischen Steinen oder ähnliche, teils obskure, aber teure Methoden.

Stationäre Mutter-Kind-Behandlung

Wenn die Schwere der Symptomatik eine stationäre oder teilstationäre (tagesklinische) Behandlung erforderlich macht, dann erfolgt diese idealerweise auf der Mutter-Kind-Station einer psychiatrischen oder psychosomatischen Klinik. Leider ist in Deutschland die Zahl der Kliniken, die Mütter mit ihren Kindern aufnehmen können, noch niedrig. Es gibt nur einzelne spezielle Mutter-Kind-Stationen, auf denen nur Mütter mit ihren Kindern behandelt werden und die ein spezielles Therapiekonzept für postnatale psychische Störungen anbieten. Andere Kliniken haben einzelne Mutter-Kind-Plätze auf allgemeinen Stationen.

Aber auch wenn es kein spezielles Mutter-Kind-Therapiekonzept gibt, ist die Aufnahme gemeinsam mit dem Säugling unter Umständen die bessere Variante. Ziel der gemeinsamen Aufnahme ist die Beseitigung der Verunsicherung der Mutter, die im Rahmen ihrer Erkrankung Versagens- und Schuldgefühle hat. Durch Verantwortungsübernahme unter Anleitung, durch gezielte Förderung der Mutter-Kind-Beziehung in der Behandlung (z. B. Erlernen von Babymassage, Spieltherapie) und auch den Austausch mit anderen betroffenen Müttern können die Frauen Schritt für Schritt ihre Ängstlichkeit überwinden und Sicherheit in der Versorgung des Kindes gewinnen. Um dieses Ziel anzugehen, muss allerdings die ganz akute Phase der Erkrankung, z. B. die psychotische Symptomatik oder Suizidalität bei einer schweren Depression, abgeklungen sein.

Aktuelle Informationen zu Kliniken, die über Mutter-Kind-Plätze oder sogar eine spezielle Mutter-Kind-Station verfügen, bekommt man über die überregionale Selbsthilfegruppe »Schatten & Licht e. V« (www.schat‐ ten-und-licht.de). Aber auch wenn keine Klinik in der Nähe solche Behandlungsmöglichkeiten offiziell anbietet, lohnt sich die Nachfrage in der zuständigen Klinik. Viele Krankenhäuser haben mittlerweile die Notwendigkeit erkannt und sind im Alltag so flexibel, dass sie sich kurzfristig auf die Mitaufnahme eines Säuglings einstellen. Wenn dies nicht möglich ist, müssen andere individuelle Wege gesucht werden, der Mutter zu ermöglichen, in der Klinik an ihren Therapien teilzunehmen und spätestens nachmittags dann Kontakt zu ihrem Baby zu haben. Manchmal ist von allen Beteiligten etwas Flexibilität verlangt, die sich dann aber in der schnelleren Gesundung der betroffenen Mutter auszahlt.

Sollte ich eine Mutter-Kind-Kur beantragen?

Insgesamt kann eine Mutter-Kind-Kur sehr hilfreich sein bei Überlastung, Erschöpfung und ausgeprägten psychosomatischen Beschwerden. Aber der Name sagt schon, dass es sich um eine Kur handelt und nicht um eine Behandlung im engeren Sinne, wie man sie bei einer Depression oder einer anderen psychischen Störung benötigt – auch wenn in der Kurklinik begleitende psychosomatische Gespräche angeboten werden. Es ist viel sinnvoller, zunächst die Behandlung der akuten Störung zuhause durchzuführen und dann zur »Anschlussbehandlung« bzw. zum Auskurieren der letzten Krankheitsfolgen eine Kur gemeinsam mit dem Kind oder den Kindern zu beantragen. Auch eine Mutter-Kind-Kur erfordert von der Mutter Kräfte, da sie dort für die Versorgung ihres Kindes bzw. ihrer Kinder weitgehend selbst verantwortlich ist und unter Umständen noch weniger Unterstützung durch Familie oder Partner hat als am Wohnort.

Weitere Unterstützungsmöglichkeiten

An anderer Stelle wurde bereits dazu ermutigt, sich bei psychischen Problemen nach der Entbindung so viel Unterstützung zu holen, wie man bekommen kann. Dazu kann auch die Unterstützung durch eine Haushaltshilfe oder eine Familienhebamme gehören.

Eine *Haushaltshilfe* wird nur von der gesetzlichen Krankenkasse bezahlt, nicht von privaten Versicherungen. Es muss ein Antrag gestellt werden, und der behandelnde Arzt muss bescheinigen, dass die Frau aufgrund einer Erkrankung (körperlich und/oder psychisch) nicht in der Lage ist, ihren Haushalt zu führen oder die Versorgung der Kinder zu gewährleisten. Antragsformulare bekommt man bei der jeweiligen Krankenkasse; dort kann man auch Genaueres über die Voraussetzungen der Genehmigung erfahren. Manche Krankenkassen leisten auch Hilfe bei der Suche nach einer Haushaltshilfe; ansonsten kann man sich mit dieser Frage an eine der Beratungsstellen wenden, die auch ansonsten Unterstützung für Schwangere und junge Familien anbieten (z. B. Caritas, Diakonie, donum vitae, pro familia). Diese Beratungsstellen wissen meist auch, ob es im näheren Umfeld noch andere Organisationen gibt, die Hilfe anbieten (wie etwa ehrenamtliche Familienhelfer, die auch bei der Versorgung der älteren Kinder helfen).

Die *Nachsorgehebamme* hat bei einer postnatalen Depression die Möglichkeit, die Wöchnerin einige Wochen länger zu betreuen als dies üblicherweise vorgesehen ist. Diesbezüglich ist die Kostenübernahme durch die Krankenkasse in der Regel unproblematisch. Möglicherweise muss der behandelnde Arzt eine spezielle Verordnung ausstellen.

Eine ganz andere Funktion hat eine sogenannte *Familienhebamme,* die zusätzlich zu ihrer Ausbildung als Hebamme speziell für ihre Aufgabe qualifiziert ist. Familienhebammen werden vom Jugendamt finanziert. Diese Funktion der Familienhebammen wurde erst vor einigen Jahren im Rahmen der sogenannten »Frühen Hilfen« eingeführt, um junge Familien bzw. Familien in problematischen Situationen, wie es auch eine psychische Erkrankung sein kann, zu unterstützen. Die Familienhebamme kann ein Jahr lang die Familien begleiten und die Entwicklung des Kindes mit fördern. Sie ist Ansprechpartnerin für alle praktischen Probleme bei der Versorgung und Erziehung des Kindes. Aus ihrem Aufgabengebiet ergibt sich schon, dass sie am ehesten gebraucht wird, wenn die Familie in einer schwierigen sozialen Situation lebt oder wenn die Mutter oder vielleicht auch der Vater des Kindes an einer ausgeprägten psychischen Erkrankung leidet.

Informationen dazu, ob im eigenen Umfeld eine Familienhebamme verfügbar ist, bekommt man entweder über lokale Netzwerke zu den »Frühen Hilfen« (im Internet recherchieren) oder über Schwangerenberatungsstellen.

Leidet die Mutter oder auch der Vater des Neugeborenen schon länger an einer schwereren psychischen Störung, ist möglicherweise auch der zuständige *Psychosoziale Dienst* eingeschaltet. Auch die Unterstützung der speziell geschulten Mitarbeiter dieses Dienstes kann sehr hilfreich sein, gerade in den ersten Wochen und Monaten nach der Geburt des Kindes.

Die Suche nach Unterstützung

Unterstützungsmöglichkeiten über ärztliche und psychologische Behandlungsmöglichkeiten hinaus werden lokal sehr unterschiedlich angeboten. In manchen Gegenden gibt es schon ganze Netzwerke (»Frühe Hilfen«), in anderen Orten sind es noch Einzelinitiativen. Welche Angebote es in Ihrer Nähe gibt, können Sie entweder im Internet recherchieren oder bei einer Schwangerenberatungsstelle in Ihrer Nähe erfahren.

Was können die Angehörigen tun?

Angehörige sind in erster Linie *Mitbetroffene,* da sie der Situation oft hilflos gegenüberstehen. Sie erkennen, dass alles anders läuft, als man sich das vorgestellt hat. Sie bemühen sich um Unterstützung, wissen das Ganze aber nicht richtig einzuschätzen und sind selbst manchmal hilflos. Der Partner, Eltern oder auch Freunde geben häufig den entscheidenden Anstoß dafür, dass professionelle Hilfe gesucht werden sollte. Das bedeutet natürlich auch, dass man als Angehöriger oder Freundin den Mut haben muss anzusprechen, dass irgendetwas schief läuft. Es ist wichtig, dass man als Außenstehender nicht »den Kopf in den Sand steckt« und vielleicht aus falscher Rücksichtnahme einer Frau nicht zumuten möchte, einen Psychiater, eine Psychotherapeutin oder eine Psychologin aufzusuchen oder sich sonst Hilfe zu holen.

Die praktische Erfahrung zeigt, dass Frauen mit psychischen Problemen nach der Entbindung gerade diese *Unterstützung* brauchen, denn sie selber haben ja schon die größten Schwierigkeiten zu erkennen, was eigentlich das Problem ist. Betroffene Frauen denken in der Regel, es sei ihre eigene Schuld, sie selbst seien unfähig. In diesem Zusammenhang ist es wichtig zu wissen, dass eines der typischen Merkmale einer Depression die Schwierigkeit ist, *Entscheidungen zu treffen*. Manchmal können Menschen mit einer psychischen Störung nicht mehr entscheiden, ob es richtig für sie ist, zum Arzt zu gehen, ob es richtig ist, Medikamente einzunehmen, ob es richtig ist, Hilfe in Anspruch zu nehmen. Bei einer solchen krankheitsbedingten Entscheidungsunfähigkeit kann es sehr hilfreich sein, wenn Außenstehende den Anstoß dazu geben, dass sich etwas ändern muss. Partner und sonstige Angehörige können sehr unterstützen, indem sie Arzttermine machen, für deren Einhaltung sorgen und auf die Einhaltung von Behandlungsempfehlungen hinwirken. Auch wenn eine solche Situation nicht immer einfach ist und vielleicht sogar zu Konflikten mit der betroffenen Frau führt, wird sie das nach Abklingen der Symptomatik richtig einzuordnen wissen und dankbar für die Unterstützung sein.

Für Angehörige von depressiven Menschen ist es wichtig zu wissen, dass diese eine *Entlastung* benötigen. Zu Depressionen gehört es typischerweise, dass die Betroffenen sich selbst sehr unter Druck setzen, weil sie alles als eigenes Versagen erleben. Es ist also genau das Falsche, wenn Angehörige dann sagen »Jetzt reiß dich doch mal zusammen«. Im Gegenteil, sie müssen Druck wegnehmen und den Arzt dabei unterstützen, wenn dieser der Betroffenen »eine Krankenrolle zuweist«. Ganz ausdrücklich soll eine betroffene Mutter, die nach außen hin keine sichtbaren Verletzungen oder körperlichen Einschränkungen hat, darin unterstützt werden, zu akzeptieren, dass sie krank ist und Hilfe in Anspruch nehmen sollte; sie sollte als Kranke behandelt und geschont werden.

Ein weiterer Punkt, an dem die Unterstützung der Angehörigen sehr wichtig und hilfreich ist, ist die *Einhaltung von Behandlungsempfehlungen*, z. B. die Einnahme von Medikamenten. Eigene Bedenken müssen hier manchmal zurückgestellt werden. Es hilft den betroffenen Frauen nicht, wenn die Einstellung vermittelt wird, »Medikamente sind etwas Schlechtes«, oder »eine starke Persönlichkeit kommt auch ohne Medikamente aus und kann das alleine bewältigen.« Solche Gedanken hat sich die depressive Mutter oft genug schon selbst gemacht.

Bei psychotischen Erkrankungen, wenn also die *Realitätswahrnehmung* der betroffenen Frau verändert ist, ist die aktive Unterstützung der Angehörigen von ganz besonderer Bedeutung: Der Partner oder andere Familienangehörige müssen manchmal gegen den Willen der Mutter dafür sorgen, dass diese in ärztliche Behandlung kommt, dass sie vielleicht sogar stationär aufgenommen wird. Wenn das aus falscher Rücksichtnahme nicht geschieht, kann es schlimmstenfalls zur Umsetzung von Suizidgedanken und/oder zur Gefährdung des Kindes kommen. Und auch die Erfahrung einer Psychose ist für Betroffene nicht schön, sondern meist angstbesetzt; sie sollte also so bald wie möglich beendet werden.

Erfahrungsgemäß ist es nach Abklingen der akuten Erkrankung so, dass die in der akuten Erkrankung von der Patientin gemachten *Vorwürfe* keine Rolle mehr spielen. Meist ist sie sogar dankbar dafür, dass ihr in der Krankheitssituation jemand die Entscheidung abgenommen und sie dabei unterstützt hat, Hilfe in Anspruch zu nehmen.

Der Austausch mit anderen Betroffenen ist wichtig

Wiederholt wurde schon auf die Selbsthilfegruppe »Schatten & Licht e.V. – Krise nach der Geburt« hingewiesen, die bundesweit arbeitet. Unter www.schatten-und-licht.de findet man umfangreiche Informationen zu den »peripartalen psychischen Störungen«, also allen Problemen rund um die Geburt. Diese Initiative hat es sich zur Aufgabe gemacht, betroffenen Frauen und deren Familien eine Hilfe an die Hand zu geben, um die schwere Zeit, die sie erleben, leichter zu bewältigen. Neben Informationen zu Behandlungseinrichtungen und Therapeutinnen finden Sie dort u.a. Dialogforen, wo Sie sich mit anderen Betroffenen austauschen können. Auch der direkte Kontakt mit anderen betroffenen Frauen und Angehörigen kann über Schatten & Licht zustande kommen.

Internet:

Unter www.schatten-und-licht.de finden sich umfangreiche Informationen zum Thema sowie Austauschmöglichkeiten mit anderen Betroffenen.

5 Wie geht es weiter?

.....nach postnatalen Depressionen und Psychosen

Bei weiteren Entbindungen besteht die *Gefahr einer Wiedererkrankung*, also eines Rezidivs. Dabei ist die Höhe dieses Risikos abhängig von der Art der Erkrankung. So ist beispielsweise bei Psychosen, die einen manischen Anteil haben (bipolare Störung, früher als manisch-depressive Erkrankung bezeichnet), das Risiko am höchsten.

Insgesamt kann man zur Wahrscheinlichkeit der Wiederholung einer postnatalen Depression oder Psychose nur allgemeine Aussagen aufgrund einiger weniger Langzeitverlaufsuntersuchungen machen. Unter Berücksichtigung der Art der Erkrankung und der persönlichen Vorgeschichte kann man allerdings abzuschätzen versuchen, ob das Risiko niedrig oder eher hoch ist und was man möglicherweise zur Vorbeugung tun kann.

Für die meisten Frauen, die deshalb in die Beratung kommen, ergibt die *persönliche Risikoanalyse* eine Wahrscheinlichkeit von unter 50%, dass es zu einer Wiederholung der Depression oder Psychose nach der nächsten Entbindung kommt; manchmal ist die Gefahr sogar noch deutlich niedriger einzuschätzen. Allerdings muss den Frauen und ihren Partnern immer bewusst sein, dass solche Aussagen auf dem Versuch der Risikoeinschätzung nach wissenschaftlichen Befunden und der individuellen Vorgeschichte beruhen und dass sie als Elternpaar das Risiko tragen, dass die Geburt und die Zeit danach trotz aller Vorbeugung anders verlaufen können als erwartet. Eine Garantie gibt es also nicht.

Aus den vorhandenen Studien ergibt sich unter anderem, dass eine postnatale Psychose oder schwere Depression in der Vorgeschichte *nicht »automatisch« Verzicht auf weitere Schwangerschaften* bedeuten muss. Dennoch erhalten Frauen manchmal die Empfehlung »Sie dürfen auf keinen Fall wieder schwanger werden«. Manche Frauen, die einem solchen Rat trotz ausgeprägten Kinderwunsches gefolgt sind, mussten leider die Erfahrung machen, dass sie dennoch wieder krank geworden sind, auch unabhängig von jeder Schwangerschaft oder Entbindung. Und umgekehrt gibt es auch die Beispiele von Frauen, die sich über solche Empfehlungen hinweg gesetzt haben, noch mehrere Kinder bekommen haben und nie wieder erkrankt sind.

Möchte man sich bezüglich des Wiedererkrankungsrisikos bei einer weiteren Entbindung beraten lassen, hilft es dem Psychiater, der die *Beratung* durchführen soll, zu wissen, ob es schon vorher Krankheitsepisoden gab, wie die Symptomatik war, wie schnell die Erkrankung abgeklungen ist, welche Medikamente eingesetzt wurden, ob es zusätzliche Belastungen gab. Hilfreich sind dabei Behandlungsberichte, vor allem wenn eine stationäre Behandlung erfolgt ist. Falls der behandelnde Psychiater die Berichte noch nicht vorliegen hat, kann man sie in der Klinik anfordern. In einer solchen Beratung kann auch besprochen werden, ob eine Schwangerschaft mit oder ohne Medikamente zu empfehlen ist und welche Medikamente ggf. in Frage kommen.

.....nach Verlusterlebnissen und traumatisch erlebten Entbindungen

Da sowohl bei den depressiven Reaktionen als auch bei den traumatisch erlebten Entbindungen die psychische Belastung durch das Ereignis der Auslöser ist, hängt das eventuelle Wiederauftreten davon ab, ob noch mal ein solches oder ein ähnliches Lebensereignis verkraftet werden muss. Ob also noch einmal der Verlust eines Kindes verarbeitet werden muss oder eine »schlimme« Geburtssituation.

Allerdings ist es wichtig zu wissen, dass Frauen mit solchen Erfahrungen meist in einer folgenden Schwangerschaft besonders ängstlich sind und häufig auch eine *»Reaktualisierung«* der Symptomatik erfahren. Das heißt, dass sie die schlimmen Erfahrungen noch einmal durchleben und dass alle Ängste und sonstigen Gefühle wieder ganz ausgeprägt da sind. Oder dass Jahre nach einer abgeklungenen posttraumatischen Symptomatik plötzlich wieder »der Film abläuft«, in dem die schrecklichen Erfahrungen immer und immer wieder nacherlebt werden.

Typischerweise sind diese wiederauftretenden Symptome am stärksten ausgeprägt um die Zeit herum, in der beim letzten Mal das schreckliche Ereignis passiert ist. So wird wahrscheinlich eine Mutter, die ein Kind in der 36. Schwangerschaftswoche verloren hat, bis dahin ihre Ängste noch einigermaßen im Griff haben. Wenn dann aber die 36. Schwangerschaftswoche naht, wird sie immer unruhiger und ängstlicher werden und trotz aller beruhigenden Untersuchungsergebnisse die Situation kaum aushalten können. Oder die Frau mit einer traumatischen Entbindungserfahrung wird besondere Geburtsängste entwickeln und ihren Gynäkologen um einen geplanten Kaiserschnitt bitten. All das sind normale Reaktionen, die meist mit einer besonders guten und verständnisvollen Betreuung durch Hebamme und Geburtshelfer und durch gute Vorplanung für alle eventuell auftretenden Situationen bewältigt werden können. Dafür ist es hilfreich, in der Geburtsvorbereitung ganz offen über die früheren Erfahrungen zu berichten.

Falls nach der früheren depressiven Reaktion oder Posttraumatischen Belastungsstörung eine Psychotherapie durchgeführt wurde, könnte es auch sinnvoll sein, zu der damaligen Psychotherapeutin noch einmal Kontakt aufzunehmen, bevor es wieder zu Symptomen kommt.

Werde ich wieder so wie früher?

Depressionen und Psychosen nach der Entbindung sind grundsätzlich gutartige Erkrankungen, d.h. dass es mit Abklingen der Erkrankung in der Regel zur vollständigen Rückbildung aller Symptome kommt. Vorher sollte daher auch die Therapie nicht beendet werden. Man muss allerdings erwähnen, dass das Erlebnis des Krankwerdens, die Erfahrung der Depression, der Angststörung oder der psychotischen Symptome für betroffene Frauen eine besonders belastende Erfahrung darstellt, die nicht ohne weiteres wieder vergessen wird. Die Erfahrung, dass man so verletzlich ist, dass man sich so plötzlich völlig verändern kann, dass man Dinge nicht mehr bewältigen kann, die früher einfach waren, wirft Betroffene zunächst einmal aus der Bahn – unabhängig davon, ob noch Krankheitssymptome da sind oder nicht. Es bleiben nicht selten Verunsicherung und die Befürchtung zurück, dass so etwas wiederkommen könnte. Folge kann dann eine »Angst vor der Angst« sein – weil die Erfahrung so schrecklich war, entwickelt sich eine ausgeprägte Angst vor einer Wiederholung. Auch über die Frage, was man selbst dazu beigetragen hat, wird vielleicht intensiv nachgegrübelt. Diese Folgen der Erkrankung, die man auch als »sekundäre Krankheitsfolgen« bezeichnet, bestehen häufig viel länger als die eigentlichen Krankheitssymptome. An diesem Punkt kann eine psychotherapeutische Mitbetreuung hilfreich sein, z. B. um das alte Selbstvertrauen wieder zu finden. Was bei manchen Betroffenen bleibt, ist ein verändertes, manchmal »ernsteres« Lebensgefühl als früher. Die betroffene Mutter hat ihre »Unbeschwertheit« verloren. Das kann aber durchaus die Chance einer Persönlichkeitsreifung mit sich bringen und muss nicht unbedingt etwas Negatives sein. Gerade wenn eine psychische Störung nach der Entbindung im Weiteren dazu führt, dass tieferliegende Probleme im Rahmen einer Psychotherapie aufgearbeitet werden, empfinden viele Frauen dies hinterher als Fortschritt in ihrer persönlichen Entwicklung.

Wann weiß ich, dass ich wieder vollständig gesund bin?

Manchmal ist diese Frage schwer zu beantworten, weil nicht nur die depressiven oder psychotischen Symptome beeinträchtigen können, sondern auch die im vorigen Abschnitt beschriebene Verunsicherung durch die Erkrankung (»sekundäre Krankheitsfolgen«). Um sich richtig gesund zu fühlen, sollte das frühere Lebensgefühl wieder da sein, insbesondere die Fähigkeit, Freude zu empfinden, aktiv zu sein, Pläne zu machen und zu verwirklichen. Die Muttergefühle sollten da sein und die Beschäftigung mit dem Kind positiv erlebt werden. Zur Gesundung gehört auch, dass man außerhalb der Versorgung des Kindes wieder Dinge genießen kann, z. B. gutes Essen, gemeinsame Aktivitäten mit dem Partner, das Treffen mit Freundinnen. Der Schlaf sollte sich wieder reguliert haben und als ausreichend und erholsam empfunden werden. Wichtig ist aber, dass unabhängig vom eigenen Gefühl, wieder gesund zu sein, eine Behandlung auf jeden Fall noch mindestens ein halbes Jahr fortgeführt werden sollte. Das ist deshalb wichtig, weil die Medikamente bzw. die psychotherapeutische Behandlung für die weitere Stabilisierung und zur Vermeidung eines Rückfalls von Bedeutung sind.

Zur Rückfallprophylaxe muss die Behandlung ausreichend lange andauern

Um einen Rückfall zu vermeiden, muss die Einnahme von Medikamenten noch mindestens ein halbes Jahr nach Abklingen der Symptome fortgesetzt werden.

Darf ich nach einer postnatalen Depression oder Psychose noch einmal schwanger werden?

Warum nicht? Die prinzipielle Gefahr der Wiederholung einer Depression oder Psychose verhindert man nicht, wenn man auf ein weiteres Kind verzichtet. Und ein unerfüllter Kinderwunsch kann sich für manche Frauen zu einem enormen Druck ausweiten, der dann möglicherweise sogar das Wiederauftreten einer Störung begünstigt.

Zudem ist das Risiko einer Erkrankung bei der zweiten und weiteren Entbindung geringer als bei der ersten (▶ S. 47). Und nach der Erfahrung mit der ersten postnatalen Depression oder Psychose kann man Vorsorge treffen: Man kann versuchen, Einflussfaktoren zu erkennen, alle denkbaren Komplikationen mit dem behandelnden Psychiater besprechen und einen »Notfallplan« entwickeln. Wichtig ist, dass man diese Vorbereitung sehr ernst nimmt. Besonders bei einer *psychotischen Störung* (Psychose oder Manie im Rahmen einer bipolaren Erkrankung) nach der vorigen Entbindung gehört die Besprechung dazu, was im Fall einer erneuten Erkrankung passieren kann und wie man damit umgeht. Das schließt auch ein, dass sich die betroffene Mutter schon vorher damit auseinandersetzt, ob sie – falls erforderlich – zur Behandlung und im »schlimmsten Fall« zur stationären Behandlung in einer Klinik bereit ist. Und nicht zu vergessen: die Frage der medikamentösen Vorbeugung, d.h. der Einnahme von Medikamenten schon in der Schwangerschaft und vielleicht in noch höherer, prophylaktischer Dosis nach der Entbindung.

Die Entscheidung über eine weitere Schwangerschaft sollten immer beide zukünftigen Eltern gemeinsam treffen. Schließlich muss auch der Partner das Risiko einer erneuten Erkrankung mit tragen und besondere Unterstützung leisten, deshalb sollte er in die Entscheidungen besonders einbezogen werden.

Wenn es nicht mehr aufhört – die »Chronifizierung«

In den meisten Fällen verlaufen psychische Störungen mehr oder weniger phasenhaft; nach einigen Wochen oder Monaten sind depressive, manische und psychotische Phasen zu Ende – aber erheblich früher, wenn fachkompetent mit Medikamenten und/oder psychotherapeutisch behandelt wird. Angst- und Zwangsstörungen haben meist keinen so klaren »episodischen« Charakter, auch wenn es häufig »ein Auf und Ab« in der Symptomatik gibt. Unbehandelt oder unzureichend behandelt kann es bei psychischen Störungen zur Chronifizierung kommen – was bedeutet, dass die Störung jahrelang oder sogar dauerhaft besteht. Eines muss man deutlich sagen: je länger die Störung besteht und je weiter die Chronifizierung fortgeschritten ist, umso langwieriger wird die Behandlung. Das gilt auch für alle Störungen, die in einer Schwangerschaft oder nach einer Entbindung beginnen. Die Devise muss also sein: So früh wie möglich behandeln – auch im Interesse des Kindes und der Gesamtfamilie.

6 Einige Fallbeispiele

In diesem Kapitel sollen einige exemplarische Fallbeispiele die praktischen Auswirkungen postnataler psychischer Störungen verdeutlichen. Diese Reihe von Fallschilderungen könnte unendlich fortgesetzt werden. Denn auch, wenn es immer wiederkehrende, typische Konstellationen gibt, ist jede Geschichte einer betroffenen Frau anders. Aber vielleicht helfen Ihnen die folgenden Fallbeispiele dabei, die eigenen Probleme richtig einzuordnen bzw. eine betroffene Frau dabei zu unterstützen, Hilfe zu finden und anzunehmen. Wenn das erreicht wird, könnte es dazu beitragen, für betroffene Frauen, ihre Kinder und schließlich die ganze Familie das Leiden ein Stück weit zu begrenzen.

Es handelt sich um wahre Geschichten, die so verändert sind, dass die Anonymität der betroffenen Mütter gewahrt wird.

Achterbahn der Gefühle – Grund zur Sorge?
Ein Fall von »Baby Blues«

Anna J., 23 Jahre

Drei Tage nach der Geburt ihres ersten Wunschkindes wird Anna J. unruhig und ängstlich. Immer wieder bricht sie in Tränen aus, was sie sehr beunruhigt und ihr Schuldgefühle verursacht. Da in ihrer Familie Depressionen vorkommen, macht sie sich Sorgen, selbst zu erkranken. Rasche Stimmungswechsel zwischen Glücklichsein und Weinen einerseits und euphorischer Stimmung und Gereiztheit andererseits fallen in erster Linie dem Ehemann auf.

Vorsorglich lässt sich Frau J. bei uns beraten. Die genaue Schilderung der Beschwerden zeigt, dass aktuell außer der Symptomatik eines »Baby blues« (»Heultage«) keine Symptome bestehen und dass zunächst keine weiteren Maßnahmen erforderlich sind. Dadurch ist Frau J. beruhigt und entlastet. Wie erwartet ist nach zwei Tagen die Stimmung wieder ausgeglichen und auch in den folgenden Wochen stabil. Frau J. hat keine Wochenbettdepression entwickelt, wie sie anfänglich befürchtet hat. Das Kind und die kleine Familie wirken rundum zufrieden.

Ich wollte eine so gute Mutter sein – Depression nach der ersten Entbindung

Beate V., 33 Jahre

Beate V. und ihr Mann bekommen nach 5-jähriger glücklicher Ehe ein Wunschkind. Frau V. hat sich gut auf die Entbindung vorbereitet, viele Bücher über Kindererziehung gelesen, und sie genießt die komplikationslose Schwangerschaft. Ein Wermutstropfen ist die Tatsache, dass sich das Kind nicht in die richtige Position dreht und deshalb ein Kaiserschnitt durchgeführt werden muss. Aber auch der läuft eigentlich gut, sie bekommt eine PDA, die es ihr ermöglicht, ihr Kind sofort selbst in Empfang zu nehmen. Der Mann darf dabei sein, die Tochter ist gesund.

Direkt nach der Entbindung wird Frau V. unruhig, führt das aber darauf zurück, dass sie noch nie im Krankenhaus war. Doch auch nach der Entlassung nach Hause geht es ihr nicht besser, im Gegenteil: Die Unruhe nimmt zu, sie weint viel, macht sich Sorgen um das Kind und um die Zukunft. Vor allen Dingen belastet sie, dass sie ihrem Kind gegenüber nicht die Muttergefühle empfindet, die sie erwartet hat. Später berichtet sie über diese Zeit, dass sie das Kind wie eine Puppe versorgt hat und die Freude von Mann und Familie über den Familienzuwachs gar nicht nachempfinden konnte. In ihr war es leer, sie fühlte sich traurig und immer verzweifelter.

Nachdem die Symptome einer Depression immer stärker werden (wie etwa Schlafstörungen, Antriebslosigkeit, Grübeln, Entscheidungsschwierigkeiten, Hoffnungslosigkeit) und erste Selbstmordgedanken auftreten, spricht sie mit ihrer Hebamme darüber. Diese vermittelt sie an eine Spezialsprechstunde, wo sie mit antidepressiv wirkenden Medikamenten und mit begleitenden psychotherapeutischen Gesprächen behandelt wird. Auch der Partner und die Familie werden einbezogen. Sie können nach entsprechender Aufklärung über das Störungsbild einer postnatalen Depression sehr viel besser mit der Situation umgehen. Das depressive Bild klingt bald ab. Frau V. wird eine glückliche und aktive Mutter, und auch ihre Tochter entwickelt sich prächtig.

Fehlende Muttergefühle dem Neugeborenen gegenüber stürzen die Mütter meist in starke Schuld- und Versagensgefühle. Dazu muss man wissen, dass einerseits diese »Gefühllosigkeit« ein Symptom einer Depression sein kann, ebenso wie Schwierigkeiten, andere Gefühle zu empfinden, z. B. Lebensfreude. Aber auch die Gefühle dem Kind gegenüber müssen sich nach der Entbindung erst entwickeln, selbst wenn zum Ungeborenen bereits eine intensive innere Bindung bestand. Dies ist ein Prozess, der Wochen dauern kann. Es handelt sich beim Neugeborenen um eine kleine Persönlichkeit, deren Bedürfnisse und Reaktionen man erst zu erkennen lernen muss. Das, was in Büchern oder Zeitschriften manchmal suggeriert wird, nämlich dass Mutterliebe vom ersten Augenblick an übergroß da ist, ist eher eine Wunschvorstellung als Realität.

Lange gequält und viel Zeit versäumt – Chronifizierte Depression nach der ersten Entbindung

Christine S., 38 Jahre

Christine S., Krankenschwester in Erziehungsurlaub, stellt sich auf Veranlassung ihrer Verhaltenstherapeutin bei uns mit der Frage vor, ob eine zusätzliche antidepressive Medikation sinnvoll sei. Sie ist jetzt etwa ½ Jahr in Psychotherapie, ihre Tochter ist mittlerweile 18 Monate alt.

Frau S. berichtet, dass ihre Tochter ein absolutes Wunschkind ist. Zunächst sei es schwierig gewesen, schwanger zu werden, dann sei auch die Schwangerschaft von einigen Komplikationen begleitet gewesen. Nach der Entbindung sei dann alles ganz anders gewesen, als sie es erwartet habe. Kurzfristig nach der Geburt habe sie ein richtiges Glücksgefühl erlebt, bald darauf aber habe sie Panik bekommen, ständig geweint. In den folgenden Wochen sei alles immer schlimmer geworden, bis sie sich ihrer Frauenärztin anvertraut habe. Diese habe ihr ein Medikament verschrieben, was auch sehr schnell geholfen habe. Als die Packung nach 4 Wochen aufgebraucht war, habe sie sich keine weiteren Tabletten ver-

schreiben lassen – unter anderem deshalb, weil sie von Angehörigen gehört habe, dass sie doch mit Medikamenten ihre Probleme nicht lösen könne. Danach sei es schrittweise wieder schlechter geworden. Schließlich habe sie dann vor einem halben Jahr die Verhaltenstherapie begonnen; auch das habe nur vorübergehend etwas Besserung gebracht. Seit 2 Wochen gehe es ihr wieder ganz schlecht: Sie müsse den ganzen Tag weinen, habe keine Kraft, sei ziemlich nervös. Sie könne sich nicht konzentrieren, grübele ständig. Ihre Stimmung sei schlecht, zeitweise sei sie auch sehr gereizt. Sie habe Schuldgefühle ihrer Tochter gegenüber, weil sie keine gute Mutter sei. Sie fühle sich traurig, hoffnungslos, sie habe Angst, das alles nicht mehr zu schaffen. Morgens gehe es noch einigermaßen, nachmittags werde alles noch schlimmer. Sie habe kaum Antrieb, alles koste viel Energie. Der Appetit sei in Ordnung, aber sie könne das Essen nicht so wie früher genießen. Sie könne schlecht einschlafen, wahrscheinlich weil sie so angespannt sei. Obwohl sie ein sehr inniges Verhältnis zu ihrem Mann habe und der sie auch sehr unterstütze, gebe es seit der Geburt keine sexuellen Kontakte, weil sie dazu überhaupt keine Lust habe. Ab und zu habe sie lebensmüde Gedanken, allerdings werde sie ihrer Tochter das nicht antun.

Ihre Persönlichkeit schildert Frau S. als zuverlässig, leistungsbereit, perfektionistisch, mit hohen Ansprüchen an sich selbst.

Bereits wenige Tage nach Beginn der antidepressiven Medikation kommt es zu einer Verbesserung der Stimmung bei Frau S. Alle Symptome klingen innerhalb weniger Wochen vollständig ab. Frau S. findet ihr früheres Lebensgefühl wieder, sie ist glücklich und zufrieden und kann die Zeit mit ihrer Tochter erstmals wirklich genießen. In einem abschließenden Gespräch äußert sie ihre Traurigkeit darüber, dass sie von der Depression um viele Monate des Glücks mit ihrer Tochter gebracht worden ist. Die damit verbundenen Schuldgefühle und die Erfahrung der schweren depressiven Erkrankung sind später Thema in der Psychotherapie, die Frau S. fortführt.

Leider ist das eine Erfahrung, die viele Mütter machen, die depressiv werden: da die Depression nach der Geburt oft erst sehr spät als solche erkannt oder nicht ausreichend behandelt wird, haben die Frauen nach erfolgreicher Behandlung das Gefühl, dass sie eine wichtige Zeit und viele schöne Erlebnisse mit ihrem Kind versäumt haben. In diesem Fall war es sogar so, dass eine informierte Frauenärztin richtigerweise erkannt hat, dass Frau S. ein Antidepressivum helfen würde, und ihr ein Medikament verschrieben hat. Möglicherweise hatte sie aber nicht dazu gesagt, dass bei Depressionen die Behandlung immer noch mindestens ein halbes Jahr weiter gehen muss, und zwar ab dem Zeitpunkt, zu dem man sich wieder völlig gesund fühlt. So ist es bei Frau S. zu einem Rückfall gekommen, der zunächst nicht zu einer erneuten Behandlung geführt hat. Erst eine kluge Psychotherapeutin, die erkannt hat, dass sie mit ihren verhaltenstherapeutischen Mitteln hier alleine nicht weiterkommt, hat über ein Jahr später die erneute medikamentöse Behandlung in Gang gebracht.

Sieht so eine Mörderin aus? – Depression mit Zwangssymptomen

Diana H., 28 Jahre

Sieht so eine Mörderin aus? Diese Frage stellt sich die 28-jährige Studentin immer wieder vor dem Spiegel, weil sie 5 Wochen nach der Geburt ihres erwünschten zweiten Kindes zunehmend häufiger den Gedanken hat, ihrem Kind etwas anzutun. Eigentlich ging es ihr gut nach der Entbindung, bis sich diese schrecklichen Gedanken immer häufiger aufdrängten – aus allen möglichen Situationen heraus. Wenn sie ihren Sohn badet, sieht sie ihn plötzlich unter Wasser liegen; wenn sie am Fenster steht, stellt sie sich vor, wie er hinunterfällt. Diese und ähnliche Gedanken erschrecken sie so, dass sie entsprechende Situationen zu vermeiden versucht: Sie versteckt die Messer, badet das Kind nicht mehr alleine, geht nicht mehr ans Fenster und bleibt am liebsten überhaupt nicht mehr alleine mit ihren Kindern. Nach der Geburt des ersten Sohnes gab es ebenfalls eine Zeit mit solchen Gedanken, aber wesentlich schwächer und nur ganz kurz. Weil sie sich so schrecklich schämt wegen dieser Gedanken, spricht sie mit niemandem darüber. Sie kann sich auch nicht vorstellen, dass es andere Mütter gibt, die solche Gedanken haben.

Erst als die Gedanken immer stärker werden und schließlich zu einer schweren Depression führen, wird den Angehörigen deutlich, dass sie Hilfe braucht. Bei der Erhebung der Informationen zur postnatalen Depression fragt die Psychiaterin auch ganz gezielt nach solchen Gedanken, woraufhin die junge Mutter das erste Mal darüber sprechen kann.

Unter psychotherapeutischer Behandlung – vorübergehend unterstützt durch ein niedrig dosiertes Antidepressivum – geht die Depression rasch zurück. Auch die Zwangsgedanken werden immer weniger und verursachen vor allen Dingen kaum noch Angst und Schuldgefühle bei der Patientin.

Gerade Zwangsgedanken führen bei betroffenen Müttern zu enormen Ängsten, dass sie so etwas umsetzen könnten. Betroffene Frauen leiden unter Schuldgefühlen, sie schämen sich, wissen aber in der Regel auch nicht, wo sie sich Hilfe holen können. Obwohl sie sicher sind, dass sie ihre Gedanken nicht in die Tat umsetzen wollen, haben sie Angst, die Kontrolle zu verlieren und ihr Baby doch zu verletzen. Die gute Botschaft ist: Solche Zwangsgedanken werden nicht umgesetzt. Mütter, die ihre Kinder töten, leiden unter ganz anderen Problemen und tun dies dann z. B. unter dem Einfluss von psychotischen Symptomen. Deshalb ist es ganz wichtig, zwischen Zwangsgedanken und Stimmenhören zu unterscheiden. Diese Beurteilung sollte einem Psychiater überlassen werden, denn das ist nicht immer ganz einfach. Aber wenn Zwangsgedanken diagnostiziert werden, dann kann man beruhigt sein: Zwangsgedanken sind sehr unangenehm, aber ungefährlich.

Kann man sich mit Behinderung anstecken? – Zwangssymptome in der Schwangerschaft

Elisabeth B., 31 Jahre

Die Angestellte Elisabeth B., die bereits einen 2 ½-jährigen Sohn hat, ist in der 19. Woche mit ihrem zweiten Wunschkind schwanger. Sie berichtet, dass sie seit Beginn der Schwangerschaft unter Ängsten vor Schmutz und Ansteckung mit Krankheiten und Behinderungen leidet. Sie fürchtet sich ganz besonders vor Berührung mit behinderten Menschen, wie etwa mit mongoloiden Kindern, weil dadurch vielleicht eine Ansteckung ihres ungeborenen Kindes zustande kommen könnte. Leichte Gedanken dieser Art habe sie auch in der ersten Schwangerschaft gehabt; in dieser Schwangerschaft seien die Befürchtungen aber wesentlich ausgeprägter. Obwohl durch Pränataldiagnostik einschließlich Fruchtwasseruntersuchung bereits bestätigt worden ist, dass ihr Kind gesund ist, und obwohl sie weiß, dass Behinderungen nicht durch Ansteckung übertragbar sind, kann sie sich gegen diese Vorstellungen nicht wehren. Um einen toten Vogel auf ihrem Weg macht sie einen großen Bogen und desinfiziert später den ganzen Kinderwagen, um eventuelle Keime abzutöten. Über solche Situationen und Vorkommnisse macht sie sich danach noch sehr lange Gedanken. Überhaupt grübelt sie viel darüber, ob sie alles richtig macht. Bei Berührung mit Schmutz oder vermeintlich verschmutzten Gegenständen muss sie sich bis zu fünfmal die Hände waschen, jedes Mal über mehrere Minuten. Eine Zeitlang hat sie auch verstärkt kontrolliert, ob der Herd ausgeschaltet ist; das ist aber in der letzten Zeit wieder weniger geworden. Obwohl sie selbst wisse, dass ihr Verhalten merkwürdig sei (»Das ist doch nicht mehr normal«), habe sie eine entsprechende Bemerkung ihres Mannes sehr verletzt.

Als Frau B. im Rahmen der ersten Untersuchung hörte, dass es sich bei ihren Gedanken um Zwangsgedanken und Zwangshandlungen handelt, unter denen viele Menschen leiden, ist sie bereits deutlich entlastet. Sie kann sich gut auf die entsprechenden Empfehlungen für Verhaltensänderungen einlassen, zum Beispiel darauf, möglichst solche Situationen, die Angst auslösen, nicht mehr zu vermeiden und auch die Gedanken laufen zu lassen, oder sie möglichst »gleichgültig« zu behandeln oder zu ignorieren. In der weiteren Schwangerschaft kommt sie mit den nach wie vor auftretenden Zwangsgedanken besser zurecht, gerät vor allen Dingen nicht mehr so schnell in Panik. Einige Wochen nach der unkomplizierten Geburt stellt sie sich noch einmal vor: Alle Gedanken und Ängste sind wie weggeblasen, es geht ihr wieder so gut wie früher.

Dieses Beispiel zeigt, wie irreale und übertriebene Befürchtungen das Leben von Menschen bestimmen können, selbst wenn diese wissen, dass solche Gedanken unsinnig sind. Nicht selten kommt es bei Frauen, die bereits vorher eine Zwangserkrankung oder vielleicht auch nur eine Neigung zu Zwangsgedanken hatten, in der Schwangerschaft zur Verstärkung von Zwangsgedanken Ein Zusammenhang mit hormonellen Einflüssen wird hier diskutiert, kann aber wegen der Kompliziertheit der Zusammenhänge im Einzelfall nicht nachgewiesen werden. Das Beispiel von Elisabeth B. zeigt weiterhin, dass Techniken der Verhaltenstherapie gerade bei Ängsten und Zwangssymptomen ganz besonders wirksam sind. Nämlich: nicht vermeiden, sondern sich den Ängsten und Zwangsgedanken stellen und ihnen nicht zu viel Bedeutung beimessen.

Depressiv oder »ausgesaugt«? – Die Erschöpfung nach mehrmonatigem Stillen

Franziska F., 27 Jahre

Franziska F. stellte sich sechs Monate nach ihrer ersten Entbindung bei uns vor, weil sie vermutete, dass sie an einer Wochenbettdepression leidet. Seit der Entbindung gehe es ihr schleichend schlechter, aktuell seien Erschöpfung und Gereiztheit die vorherrschenden Symptome. Das kenne sie sonst von sich gar nicht. Sie leide zunehmend unter Schuldgefühlen, habe das Gefühl, den Ansprüchen der Familie nicht gerecht zu werden. Sie habe Angst zu versagen und leide unter Zukunftsängsten, wozu auch konkrete Sorgen (z. B. drohende Arbeitslosigkeit des Mannes) beitragen. Ihr Mann unterstützt sie sehr gut, ist verständnisvoll und fürsorglich.

Bei der weiteren Untersuchung zeigen sich einige Symptome, wie sie auch bei einer Depression vorkommen können: Erschöpfung, Kraftlosigkeit, verminderte Belastbarkeit. Wichtige Kernsymptome für eine Depression fehlen aber, wie etwa Freudlosigkeit, Antriebslosigkeit oder typische Schlafstörungen. Dagegen wird deutlich, dass Frau F. sich durch das nunmehr sechsmonatige Stillen körperlich »ausgelaugt« und »ausgesaugt« fühlt. Sie hat schon längere Zeit darüber nachgedacht, ob sie abstillen sollte, konnte sich dazu aber nicht entscheiden, »weil es ja so gut klappt«. Durch die ständige Bindung an das Kind hat sie kaum Gelegenheit, etwas für sich selber zu tun. Sie trifft sich zwar manchmal ohne Baby mit Freundinnen, tut dies aber nur mit schlechtem Gewissen.

Nach dem diagnostischen Gespräch konnte Frau F. dahingehend entlastet werden, dass aus psychiatrischer Sicht keine Depression im engeren Sinne besteht, sondern dass es sich am ehesten um die Folge der körperlichen Erschöpfung aufgrund des mehrmonatigen Stillens handelt. Hinweise auf eine andere körperliche Ursache – wie etwa eine Schilddrüsenunterfunktion – fanden sich nicht. Eine spezielle antidepressive Behandlung war nicht erforderlich. Unsere Empfehlung, möglichst bald mit dem Abstillen zu beginnen, entsprach auch dem Bedürfnis von Frau F. Mutter und Kind hatten zunächst Schwierigkeiten mit der Umstellung; nach gewissen Anpassungsproblemen funktionierte dann aber die Ernährung per Fläschchen sehr gut.

Frau F. fühlte sich in der Folgezeit zwar weiterhin noch müde und erschöpft, konnte aber ihre körperliche Leistungsfähigkeit bald wieder verbessern und vor allen Dingen mit Freude auch ihre eigenen Interessen wieder wahrnehmen.

Im Fall von Franziska F. war in den unterstützenden (supportiven) psychotherapeutischen Gesprächen von besonderer Bedeutung, dass sie erkennen konnte, wie wichtig ihre eigenen Bedürfnisse sind und dass Stillen um jeden Preis nicht die richtige Lösung ist. Im Umgang mit Müttern machen wir immer wieder die Erfahrung, dass sich aus dem Stillen ein erheblicher Druck entwickeln kann, wie auch das nächste Beispiel zeigt. Wie sehr Frauen sich durch die öffentliche Meinung oder Familie, Bekannte, Hebammen und Ärzte unter Druck gesetzt fühlen, lange zu stillen, zeigt die Äußerung einer anderen Patientin in einer ähnlichen Situation: »in meinen Kreisen stillt man«. Für sie bedeutete das: »Es gibt keine Alternative«. Doch, es gibt eine Alternative – das psychische Wohlbefinden von Mutter und Kind ist mindestens genauso wichtig wie der Schutz vor Infektionen oder die Vorbeugung von Neurodermitis.

Wenn Stillen zum Stress wird – Depression mit Panikattacken

Gudrun D., 34 Jahre

Die 34-jährige Gudrun D. stellte sich drei Monate nach der ersten Entbindung bei uns vor. Die Probleme nach der Entbindung hätten eigentlich mit Stillproblemen angefangen: sie habe viele Probleme gehabt mit der Brust, die Milch habe nicht gereicht, sie habe zufüttern müssen. Sie sei sich dabei sehr schlecht vorgekommen, weil sie ja wisse, dass das Stillen wegen der Allergievorbeugung für das Kind wichtig sei. Sie habe sehr darum gekämpft, trotz der Probleme weiter zu stillen, obwohl es sehr anstrengend gewesen sei. Sie habe nie gewusst, ob das Kind satt wird. Nach 8 Wochen habe sie dann auf Empfehlung des Arztes abgestillt. Nur kurze Zeit sei es ihr psychisch besser gegangen, danach sei es zu einer weiteren Verschlechterung des Befindens gekommen. Sie habe nicht mehr schlafen können, habe ein Kloßgefühl im Hals gehabt und immer wieder Angstattacken bekommen. In solchen Zuständen habe sie riesige Angst gehabt umzufallen, habe hyperventiliert (= sehr schnell und flach geatmet) und sei manchmal vor Angst fast ausgerastet. Ihr Mann sei damit ganz schlecht zurechtgekommen und

*habe nicht gewusst, was er machen sollte. Ihr Hausarzt habe sie zum Psycho-
therapeuten geschickt, der habe Eheprobleme diagnostiziert und ihr eine Paartherapie empfohlen.*

Nach der Vorstellung bei uns wurde eine antidepressive Behandlung begonnen, die bereits innerhalb weniger Tage zu einer Verbesserung der Panikattacken und der übrigen depressiven Symptome führte. Innerhalb von
wenigen Wochen war die Patientin völlig symptomfrei. Durch die Aufklärung war es auch für den Ehemann leichter, mit den Problemen seiner
Frau umzugehen. Eheprobleme, die einer Paartherapie bedurft hätten, fanden sich danach nicht mehr.

Drei Jahre später entschlossen sich die beiden trotz ihrer Ängste vor einer
Wiederholung der Depression und der Angstattacken zu einem zweiten
Kind. Die Schwangerschaft und die Zeit nach der Entbindung verliefen erfreulicherweise unkompliziert. Einige Zeit später konnte Frau D. wieder in
ihren Beruf als Lehrerin zurückkehren.

An diesem Beispiel lassen sich zwei Dinge demonstrieren: einmal, wie das
Stillen zum Stress werden kann, wenn die Mutter sich zu sehr unter Druck
setzt. Zum anderen – leider auch nicht selten –, wie die Folgeerscheinungen der Depression bzw. der Panikattacken (hier die Eheprobleme) als das
vermeintliche Grundproblem wahrgenommen werden. Daraus resultie-
ren dann unter Umständen Therapieempfehlungen, die nicht weiterhelfen. Das eigentliche Problem, hier die nach der Entbindung aufgetretene
Depression mit Panikattacken, wird dagegen verkannt. Dies ist besonders
tragisch, wenn wie in diesem Beispiel Antidepressiva sehr schnell wirken,
die psychiatrische Behandlung aber vielleicht erst Monate nach Beginn der
Symptome oder sogar noch später beginnt.

Ein Teufelskreis von Erwartungsdruck und Ängsten – Beziehungsprobleme nach der Geburt

Heike G., 34 Jahre

*Frau G. kommt gemeinsam mit ihrem Mann und dem 4 Monate alten ersten
Kind. Bisher hat sie gestillt. Seit einigen Wochen leidet sie vermehrt unter »Heu-*

lerei«, Empfindsamkeit und Angstattacken. Sie kann schlecht alleine sein, fürchtet besonders den Nachtdienst des Mannes. Es macht ihr sehr zu schaffen, dass sie nicht weiß, ob sie eine gute Mutter ist, ob sie alles richtig macht. In ihrem Kopf hat sie ständig Szenarien, wie es sein könnte, wenn das Kind nicht mehr aufhört zu schreien, wenn sie die Situation nicht bewältigt – dabei beschreibt sie ihr Kind als »sehr brav und unkompliziert«.

Sie selbst und ihr Mann beschreiben sie als immer schon etwas ängstlich, was aber jetzt nach der Entbindung stark zugenommen hat. Es wird deutlich, dass sich Herr G. aus der Beziehung zwischen Frau und Kind ausgeschlossen fühlt. Außerdem belastet das Thema »fehlende Sexualität« die Partnerschaft. Herr G. versucht, keinen Druck aufzubauen. Frau G. traut sich trotzdem nicht einmal mehr, Zärtlichkeiten auszutauschen, weil sie befürchtet, dass es sonst »weitergehen muss«.

Die Untersuchung von Frau G. ergibt keine Hinweise auf das Vorliegen einer postnatalen Depression; vielmehr besteht bei ihr eine ausgeprägte Ängstlichkeit, die aus ihrer ängstlichen Persönlichkeit abzuleiten ist, aber noch über das früher Bekannte hinausgeht. Frau G. stellt seit der Geburt alles in Frage, traut sich wenig zu.

Bei den folgenden psychotherapeutischen Gesprächen steht zum einen die Veränderung des Anspruchs »Ich muss perfekt sein« im Mittelpunkt. Außerdem geht es um die Partnerschaft und das Thema Sexualität. Ein »Teufelskreis« von Erwartungshaltung, Druck und Zurückweisung wird deutlich. Das offene Gespräch über dieses Thema bringt bereits sehr viel Entlastung. Beide Partner können sich auf eine Veränderung ihres Verhaltens einlassen. Es wird vereinbart, dass Zärtlichkeit zugelassen werden kann unter der Voraussetzung, dass das eben nicht »automatisch« zu Sexualität führt. Diese Absprache entlastet Frau G. sehr, und es gibt Herrn G. die Möglichkeit, wieder enger mit seiner Frau in körperlichen Kontakt zu kommen. In den folgenden Wochen führt das unkompliziert auch zur sexuellen Annäherung. Aus einer Zweierbeziehung (Dyade) wird schließlich eine Dreierbeziehung (Triade); Herr G. fühlt sich nicht mehr ausgeschlossen. Heike G. ist durch die positiven Erfahrungen mit den wenigen psychotherapeutischen Gesprächen motiviert, eine längerfristige Therapie in Anspruch zu nehmen, bei der sie ihre hohen Selbstansprüche und ihre Ängstlichkeit weiter bearbeiten möchte.

Dieser Fall demonstriert, wie schnell sich aus nicht erfüllten eigenen Erwartungen und Erwartungen des Partners ein Teufelskreis von Druck und Frustration aufbauen kann. Wichtig ist die möglichst frühzeitige Unterbrechung eines solchen Teufelskreises durch das offene Gespräch. Helfen können dabei Paargespräche bei Beratungsstelle oder einer Psychotherapeutin.

Wenn zu viel zusammenkommt – Depression nach der dritten Entbindung

Irina W., 33 Jahre

Frau W. kommt neun Monate nach ihrer dritten Entbindung mit einer deutlichen depressiven Verstimmung in die Sprechstunde. Das dritte Kind der russisch-stämmigen Familie war ungeplant, aber willkommen. Allerdings hatte die Schwangerschaft einige der Familienpläne durcheinander gebracht: Das Ehepaar W. hatte gerade ein kleines Haus gekauft, Frau W. hatte wieder begonnen zu arbeiten, und sie hatte die Schwangerschaft erst recht spät bemerkt. Vor der Entbindung stand der Umzug in das neue Haus an, wo auch noch sehr viel Arbeit wartete. Schon in dieser Zeit bemerkte Frau W. eine leichte depressive Verstimmung. Bis zu der Schwangerschaft kannte sie solche Symptome nicht. Nach den ersten beiden Entbindungen hatte es keine postnatale Depression gegeben.

Sowohl die Entbindung als auch die anschließende mehrmonatige Stillphase verlief insgesamt unkompliziert. Stimmungsmäßig ging es ihr wieder etwas besser, obwohl sie sich mit den drei Kindern an der Grenze der Belastbarkeit fühlte. Gerade in der Zeit des Abstillens (etwa fünf Monate nach der Geburt) kamen dann noch zusätzliche Belastungen hinzu (Unfall des Ehemannes, Taufe mit großem Fest etc.). Nach dem Abstillen folgte dann der »vollständige Einbruch«: Frau W., bekam »Heulkrämpfe«, wurde zunehmend depressiv, litt unter Versagensgefühlen, Panikattacken und einer Vielzahl körperlicher Symptome. Der Ehemann unterstützte sie nach Kräften, war aber an seiner neuen Arbeitsstelle sehr eingespannt. Familiäre Entlastungsmöglichkeiten gab es nicht, da die Angehörigen noch in Russland leben. Nachdem sie ihre Menstruation wieder hatte, bemerkte Frau W. außerdem besonders in den Tagen vor der Periode vermehrte Reizbarkeit, Ungeduld und depressive Gedanken.

Aufgrund der Symptomatik wurde die Diagnose einer postnatalen Depression gestellt und eine Behandlung mit dem pflanzlichen Antidepressivum Johanniskraut eingeleitet (mit der Bitte, zusätzlich zu verhüten, da Johanniskraut die Wirkung der Pille abschwächen kann). In den begleitenden psychotherapeutischen Gesprächen konnte herausgearbeitet werden, dass beide Ehepartner am Rande ihrer Belastbarkeit angekommen waren und kaum noch Zeit für sich hatten. Da keine familiären Unterstützungsmöglichkeiten zur Verfügung standen, bekam Frau W. von der Krankenkasse für einige Wochen eine Haushaltshilfe finanziert. Nicht so dringende Aufgaben (wie etwa Arbeiten am neuen Haus) konnten beide Ehepartner nach Absprache zunächst einmal zurückstellen. Gemeinsames Ziel war, sich etwas mehr Freiraum zu schaffen und die Partnerschaft wieder besser zu pflegen.

Der weitere Verlauf war sehr erfreulich: Frau W. erholte sich sehr rasch, auch ihrem Ehemann tat die »Drosselung des Tempos« gut. Die Erfahrung, nicht nur als Eltern, sondern auch wieder einmal als Paar von Bedeutung zu sein, wurde von beiden sehr positiv aufgenommen.

Ähnliche Geschichten, wie die von Frau W., hören wir immer wieder von Frauen, die das dritte oder vierte Kind bekommen. Bei Betrachtung der gesamten Situation wird meist deutlich, welche Rolle in diesen Fällen äußere Belastungsfaktoren und das Überschreiten der Belastungsgrenzen spielt. Gerade in solchen Fällen ist es enorm wichtig, sich von außen Unterstützung zu holen (zum Beispiel durch die Familie oder eine Haushaltshilfe).

Zwei andere Dinge kann man an diesem Fall ebenfalls beobachten: nämlich zum einen, dass auch die Zeit des Abstillens mit den hormonellen Umstellungen noch einmal eine schwierige Zeit sein kann, in der es zu psychischer Instabilität kommt. Außerdem machte Irina W. wie viele andere Frauen die Erfahrung, dass nach einer Entbindung plötzlich ein prämenstruelles Syndrom auftritt, was vorher in dieser Weise nicht bekannt war. Dazu gehören Symptome wie Reizbarkeit und Ungeduld, die bei Frau W. in den Tagen vor der Periode verstärkt auftraten. Frau W. wurde über Behandlungsmöglichkeiten eines solchen PMS aufgeklärt.

Wenn die Angst den Tag kontrolliert – Verschlimmerung einer Panikstörung nach der Geburt

Julia G., 32 Jahre

Frau G., Verwaltungsbeamtin, stellte sich in Begleitung ihres Ehemannes bei uns vor. Sie berichtete über eine seit knapp 2 Jahren bestehende Angststörung, weshalb sie auch schon in psychotherapeutischer Behandlung sei. Seit der Geburt ihres Sohnes vor zwei Wochen habe sich ihr Befinden dramatisch verschlechtert. Sie leide unter Schwindel, Übelkeit, Schwitzen, Frieren, Kopfschmerzen. Sie habe Angst vor Menschenansammlungen, Angst alleine zu sein und vor allem die Angst umzufallen. Diese Angst behindere sie momentan sehr, da sie sich nicht traue, ihr Kind zu tragen, aus Angst mit ihm umzufallen. Sie sei deshalb auch bisher nicht mit ihrem Kind spazieren gegangen. Das Kind baden und ähnliche Dinge mache sie nur, wenn jemand dabei sei, aus Angst dem Kind könne etwas passieren. Stimmungsmäßig gehe es ihr plötzlich sehr schlecht. Sie weine viel, leide unter Antriebslosigkeit, Schlafstörungen, Müdigkeit, Schuldgefühlen und fühle sich überfordert.

Wegen der deutlichen Ausprägung der Depression mit begleitenden Panikattacken und Vermeidungsverhalten wurde die Möglichkeit besprochen, die psychotherapeutische Behandlung durch eine medikamentöse Therapie zu ergänzen. Dies war auch der Wunsch der Patientin und ihres Ehemannes. Da die Patientin auf jeden Fall weiter stillen wollte, erfolgte nach Nutzen-Risiko-Abwägung (Auswirkungen einer unbehandelten Depression gegen die nicht völlig ausschließbaren Auswirkungen auf das Kind) die Auswahl eines geeigneten Medikaments. Vor Beginn der Behandlung wurde der behandelnde Kinderarzt gefragt, ob aus seiner Sicht irgendwelche Bedenken bestünden. Kurz nach Beginn der Behandlung ging es Frau G. bereits deutlich besser, die Stimmung hellte sich auf, die Ängste gingen zurück, Panikattacken traten nicht mehr auf. Die antidepressive Therapie wurde noch eine Zeit lang weitergeführt. Der Behandlungsschwerpunkt lag im weiteren Verlauf aber auf der Fortführung der Verhaltenstherapie.

Dieses Beispiel zeigt, wie Ängste bei den betroffenen Frauen manchmal den ganzen Tagesablauf bestimmen. Wenn sie die Befürchtung haben, dass dem Kind etwas passieren könnte, vermeiden sie das Alleinsein. Die Versorgung des Kindes wird möglichst dann durchgeführt, wenn andere Menschen anwesend sind. Manchmal wird gezielt Besuch eingeladen, um nicht alleine zu sein. Aber auch diese Maßnahmen wirken nur eine gewisse Zeit zur Bekämpfung der Angst. Ängste haben nämlich die Eigenschaft, ihren »Einfluss« immer mehr auszubreiten und irgendwann das ganze Leben zu bestimmen. Ein wichtiges Argument für eine baldige Behandlung.

Angst macht unfrei – Beginn einer Angststörung in der Schwangerschaft

Kerstin A., 29 Jahre

Mit Kerstin A., einer glücklich verheirateten Sekretärin, wurde am fünften Tag nach der Entbindung ein Gespräch geführt. Für den nächsten Tag war die Entlassung nach Hause geplant. Frau A. hatte in der 40. SSW nach Geburtseinleitung eine gesunde Tochter entbunden. Sie berichtet, die Schwangerschaft sei von starken Ängsten begleitet gewesen, da sie vor 2 Jahren eine frühe Fehlgeburt erlitten habe und zu Beginn dieser Schwangerschaft auch einige Komplikationen aufgetreten seien. Deshalb habe sie von Anfang an »die Meilensteine gezählt, ab wann das Kind überleben könne«. Zusätzlich habe sie sehr belastet, dass eine Kollegin eine Totgeburt hatte. Seit der Geburt habe sie so starke Glücksgefühle, dass sie häufig nicht schlafen könne und vor lauter Freude viel weine. Gleichzeitig habe sie große Angst, dass ihrer Tochter etwas passieren könne, etwa durch Ansteckung, im Straßenverkehr, oder durch plötzlichen Kindstod. Sie wasche sich deshalb besonders oft die Hände, sei auf eigenen Wunsch länger in der Klinik geblieben, weil ihr Kind hier sicher sei. Sie wolle mit dem Kind auch nicht Auto fahren. Sie könne sich vorstellen, dass sie zu Hause nachts auf den Atem ihres Kindes lauern werde. Sie habe zwar bereits eine Matratze gekauft, die Alarm gibt, wenn das Kind aufhöre zu atmen, sie wisse aber nicht, ob sie sich darauf verlassen könne. Die Schwiegereltern, die einen Urlaub im Ausland planen, dürften nach der Rückkehr das Kind wahrscheinlich monatelang nicht sehen, damit es sich nicht mit einer fremden Krankheit infizieren könne. Mittlerweile sei sie sich aber selbst nicht mehr so ganz sicher, ob alle ihre Gefühle nur mit den »Heultagen« zu erklären seien, oder ob sie vielleicht doch Hilfe brauche.

In diesem Fall mischen sich offensichtlich zwei Dinge: zum einen die Symptome eines »Baby blues« mit Glücksgefühlen, Stimmungsschwankungen und Schlafstörungen, wie sie wenige Tage nach der Geburt eines Kindes ganz normal sind. Richtig erkannt hat die Patientin aber selbst, dass die bestehenden Sorgen und Befürchtungen über das zu erwartende Maß hinausgehen – selbst wenn man die Vorgeschichte mit der Fehlgeburt und ihre ängstliche Persönlichkeit berücksichtigt. Hier handelt es sich um eine Problematik, die auf jeden Fall psychotherapeutisch behandelt werden muss, damit die betroffene Mutter nicht immer mehr in einen Kreislauf von Angst und Unfreiheit hineingerät.

Im vorliegenden Fall geschah dies auch. Wir konnten Frau A. rasch in eine ambulante Psychotherapie vermitteln, bis dahin konnte sie zu Gesprächen zu uns kommen. Und obwohl Frau A. immer zur Ängstlichkeit neigte, konnte sie in der Folgezeit ihre Sorgen und Befürchtungen überwinden und ihre Tochter zur Unabhängigkeit erziehen.

36 Stunden Wehen und Schmerzen umsonst – Eine traumatisch erlebte Entbindung und ihre Folgen

Luisa M., 26 Jahre

Eine 26-jährige Kunststudentin wird ungeplant zum ersten Mal schwanger. Das Kind ist Luisa M. und ihrem festen Partner willkommen, und die junge Frau genießt ihren unkomplizierten Schwangerschaftsverlauf. Das Paar bereitet sich mit Hilfe eines Geburtsvorbereitungskurses bei einer Hebamme vor. Frau M. möchte eine möglichst natürliche und auch ambulante Geburt. Auch zehn Tage nach dem errechneten Entbindungstermin ist die Geburt noch nicht in Gang gekommen, sie muss eingeleitet werden. Die ausgesuchte Hebamme ist mittlerweile im Urlaub. Auch die Geburtseinleitung klappt nicht so wie gewünscht. Im Nachhinein berichtet Frau M. von »36 Stunden unerträglichen Wehen und Schmerzen«. Den fortwährenden Untersuchungen durch Hebammen und Ärzte habe sie sich hilflos ausgeliefert gefühlt, »wie ein Stück Fleisch«. Schließlich wird das Kind wegen eines Geburtsstillstands per Kaiserschnitt unter Vollnarkose entbunden. Das Kind ist gesund.

Vier Monate nach der Entbindung stellt sich Luisa M. in unserer Ambulanz vor;
die Überweisungsdiagnose lautet »Wochenbettdepression«. Es findet sich auch
eine schwere Depression, die allerdings vor dem Hintergrund der traumatischen
erlebten Geburt entstanden ist. Im Vordergrund stehen das Wiedererleben der
Geburt (Flashbacks, immer wiederkehrende Erinnerungen, Albträume, ein inne-
res Taubheitsgefühl und Gereiztheit). Weil die »Flashbacks« durch den Anblick
von Babys und Wahrnehmungen im Zusammenhang mit dem Thema Schwan-
gerschaft verstärkt ausgelöst werden, hat sie versucht, alles zu vermeiden, was sie
an die Geburt erinnern könnte. Sie hat keine Still- oder Krabbelgruppe besucht
und geht nicht zur Rückbildungsgymnastik.

Die weiteren Berichte der Patientin zeigen, dass neben den eigentlichen
Erfahrungen während der Entbindung für sie besonders schlimm ist,
dass sie es »nicht geschafft hat«, auf »natürlichem« Wege ein Kind zu
bekommen. Hätte sie noch etwas länger durchhalten können? Wäre dann
vielleicht doch kein Kaiserschnitt nötig gewesen? Gerade solche Grübeleien zeigen, dass nicht nur der äußere Ablauf einer Entbindung ursäch-
lich sein kann für ein traumatisches Geburtserleben, sondern dass auch
die eigenen Vorstellungen eine wesentliche Rolle spielen können. Die Erwartungshaltung der werdenden Mutter, aber auch ihr Bedürfnis nach
Kontrolle der Situation, die Verletzung des individuellen Schamgefühls,
und schließlich auch Vorerfahrungen nehmen Einfluss auf die persönliche Wahrnehmung der Geburtsvorgänge und deren gefühlsmäßige Verarbeitung.

Im Fall von Luisa M. musste wegen der ausgeprägten begleitenden Depression eine kombinierte medikamentös-psychotherapeutische Behandlung
erfolgen. Unter dem Antidepressivum war die Depression rasch rückläufig, auch die eindringlichen Erinnerungen an die Geburt wurden weniger.
Entsprechend dem Bedürfnis der Patientin wurden in diesem Stadium
auch die Geburtserlebnisse besprochen; eine gezielte Psychotherapie erfolgte später nach Abklingen der schweren Depression. Etwa 3 Jahre später
bekam Frau M. ihren zweiten Sohn. Auf diese Entbindung hat sich Frau
M. auch mit Hilfe ihrer Psychotherapeutin vorbereitet. Es war für sie ein
sehr positives Erlebnis, dass sie trotz einiger Schwierigkeiten und Verzöge-
rungen letzten Endes wie gewünscht das Kind auf normalen Weg zur Welt
bringen konnte.

Ich bekomme nie wieder ein Kind – Die Angst vor einer weiteren Entbindung nach traumatisch erlebter Geburt

Martina K., 34 Jahre

Die 34-jährige Martina K. stellte sich in der 31. Schwangerschaftswoche ihrer zweiten Schwangerschaft bei uns vor. Ihre erste Entbindung vor 7 Jahren lebte in ihrer Erinnerung noch immer als schreckliches Ereignis fort. Obwohl sie die letzten drei Monate wegen vorzeitiger Wehen hatte liegen müssen, sei ihr Befinden in der ersten Schwangerschaft gut gewesen. Allerdings habe sie deshalb den geplanten Geburtsvorbereitungskurs nicht machen können. Sie habe darauf vertraut, dass Ärzte und Hebammen ihr bei der Geburt beistehen würden.

Während des 30-stündigen Geburtsverlaufs habe sie sich sehr allein gelassen gefühlt. Nur selten habe eine Hebamme nach ihr gesehen. Die Untersuchungen habe sie als sehr schmerzhaft erlebt. Sie habe auch den Eindruck gehabt, dass man ihr nicht richtig erkläre, warum bestimmte Dinge notwendig waren. Sie habe zunehmend das Gefühl gehabt, dass sie »das nicht richtig könne«. Nur das Kind habe im Vordergrund gestanden, sie selbst sei überhaupt nicht wichtig gewesen. Vorherrschend in ihrer Erinnerung an die Geburtssituation sind Gefühle der Hilflosigkeit und des Ausgeliefertseins.

Weiter berichtet sie, die Erinnerungen an die Geburt hätten sie im Nachhinein nicht mehr losgelassen. Besonders quälend sei gewesen, dass sie die Geburt immer wieder aufs Neue erlebt habe; wie ein Film liefen die Ereignisse immer wieder vor ihrem inneren Auge ab. Lange litt sie unter Albträumen, Schlafstörungen, Niedergeschlagenheit und Entfremdungsgefühlen. Sie empfand eine »unendliche Enttäuschung« über den Geburtsverlauf, den sie sich ganz anders vorgestellt hatte.

Obwohl die intensiven Erinnerungen nach ca. zwei Jahren weitgehend abgeklungen waren, konnte Frau K. sich zunächst nicht vorstellen, ein weiteres Kind zu bekommen. Nur wegen des starken Kinderwunsches ihres Mannes (»Für ihn«) wurde sie schließlich nach sieben Jahren noch einmal schwanger. Etwa zehn Wochen vor dem errechneten Entbindungstermin traten ausgeprägte Geburtsängste auf. Die extremen Schlafstörungen waren wieder da, und das Wiedererleben der ersten Geburt wurde immer intensiver.

Frau K. wurde bei uns in den Wochen bis zur Geburt psychotherapeutisch begleitet. Während dieser Behandlung konnte sie eine zunehmend positive und gelassene Haltung zur anstehenden Entbindung entwickeln. Wegen der Lage des Kindes war bereits vorher klar, dass ein Kaiserschnitt erforderlich sein würde. Dieser wurde geplant und auf ihren Wunsch hin unter PDA ausgeführt. Die Geburt ihres zweiten Kindes wurde so schließlich eine gute Erfahrung.

Dieser Fall zeigt nicht nur, wie langwierig und schwer die Symptome einer traumatisch erlebten Entbindung und die daraus entstehende Posttraumatische Belastungsstörung (PTBS) sein und wie sie das Leben einer betroffenen Frau beeinträchtigen können. Die Geschichte von Martina K. erklärt auch, warum manche Frauen nach einer Entbindung so kategorisch sagen »Nie wieder schwanger«; nicht selten verbirgt sich dahinter eine solche Erfahrung. Und kommt es doch zur Schwangerschaft, dann sind besonders starke Geburtsängste die Folge, weil plötzlich »alles wieder da ist«. Je näher die Geburt rückt, umso schlimmer werden die Ängste. Manchmal wird deshalb dann auch der Wunsch nach einem Kaiserschnitt geäußert. Wie das Beispiel zeigt, kann die psychotherapeutische Begleitung sehr viel bewirken. Sie kann helfen, die Geburtsängste zu vermindern, und dazu beitragen, die aktuelle Geburt doch zu einem positiven Erlebnis zu machen. Unsere praktischen Erfahrungen zeigen, dass eine solche positive Geburtserfahrung wiederum dabei hilft, mit den schlimmen früheren Erinnerungen abzuschließen.

Die Vergangenheit ist wieder da – Reaktualisierung von traumatischen Erfahrungen

Nicole G., 28 Jahre

Die jetzt 28-jährige Nicole G. hat bereits mehrfach in ihrem Leben Zeiten depressiver Verstimmung erlebt, ohne dass sich richtige depressive Phasen abgrenzen ließen. Die psychischen Probleme stehen im Zusammenhang mit einem sexuellen Missbrauch im Jugendalter sowie vielfältigen Belastungen in der Partnerschaft, im Beruf und im sozialen Umfeld (z. B. schwierige Wohnsituation gemeinsam mit den Schwiegereltern in einem kleinen Dorf).

Nach der zweiten Entbindung vor zwei Monaten treten wieder deutliche depres-
sive Symptome auf. Im Vordergrund steht für Frau G. allerdings das Erleben der
Geburt: diese läuft wie ein Film immer wieder ab. In der weiteren Beschreibung
dieses Wiedererlebens wird deutlich, dass hier Erfahrungen hochkommen, die im
Zusammenhang mit dem früheren sexuellen Missbrauch stehen.

Gerade diese »Reaktualisierung« (das »Wieder-aktuell-werden«) früherer
traumatischer Erfahrungen bei sexuellem Missbrauch und auch anderen
zurückliegenden Gewalterlebnissen ist in einer Schwangerschaft oder bei
einer Entbindung nicht ungewöhnlich. Auch besondere Geburtsängste
werden manchmal dadurch verursacht. Deshalb kann es bei solchen Erfahrungen in der Vorgeschichte sinnvoll sein, dies auch bei der Geburtsvorbereitung zu erwähnen. Hilfreich kann das offene Gespräch über negative
Erfahrungen sein, ohne dass auf Einzelheiten eingegangen werden muss.
Mit der Hebamme und auch dem Geburtshelfer kann man darüber sprechen, welche besonderen Bedürfnisse bestehen (bis hin zur Vereinbarung,
dass nur Frauen im Kreißsaal sein werden, bei sehr ausgeprägter Traumatisierung). Vielleicht gibt es ja auch eine (vor)behandelnde Psychotherapeutin, mit deren Hilfe man sich auf die Geburt und dabei auftretende
Herausforderungen vorbereiten kann.

In Fällen wie von Frau G. sollte die Behandlung nach der Geburt immer
in erster Linie psychotherapeutisch sein. In ihrem Fall waren bereits einige
Gespräche über die spezielle Geburtssituation hilfreich, so dass die Geburtserfahrung in den Hintergrund trat. Frau G. nahm diese positive Erfahrung zum Anlass, sich auch um eine längerfristige Psychotherapie zu
bemühen, um sich mit den früheren Erlebnissen, die sie bisher verdrängt
hatte, zu beschäftigen und die aktuellen Probleme besser lösen zu können.

Die Angst vor der Wiederholung eines Dramas – Depressive Reaktion nach Totgeburt und Wiedererleben in der Folgeschwangerschaft

Olivia C., 29 Jahre

Olivia C., eine junge Ärztin, wird in der zweiten Schwangerschaft zu uns über-
wiesen. Es handelt sich um eine Wunsch-Schwangerschaft, sie ist in der 18.

Schwangerschaftswoche. Vor zwei Jahren wurde ihre Tochter in der 39. Schwangerschaftswoche tot geboren, ohne dass eine Ursache gefunden werden konnte. Seitdem sei es ihr psychisch nicht gut gegangen; die Totgeburt sei immer wieder »wie ein Film« vor ihren Augen abgelaufen. Auch nachdem das etwas weniger geworden sei, habe sie immer noch Schlafstörungen gehabt, habe nicht einschlafen können, an die Geburt gedacht, viel geweint.

Jetzt in der zweiten Schwangerschaft ist das psychische Befinden sehr wechselnd. Es wird deutlich, dass die Trauer um die verstorbene Tochter noch sehr stark ist. Seit sie weiß, dass sie schwanger ist, ist der »Film über die Totgeburt« wieder da. Bei Olivia C. bestehen große Ängste, dass »es wieder schief gehen könnte«, dass sie auch dieses Kind verlieren wird. Direkt nach den Untersuchungen ist sie beruhigt, etwa eine Woche später lässt dieser Effekt dann jeweils nach. Sie bekommt viel Unterstützung vom Ehemann, der kann es nach ihren Aussagen »aber auch langsam nicht mehr hören.«

Durch unsere Vermittlung konnte Frau C. sehr rasch eine psychotherapeutische Behandlung beginnen; die regelmäßigen Gespräche begleiteten sie durch die verbleibende Schwangerschaft. Weil Frau C. diese Ängste schließlich nicht mehr aushalten konnte und das Kind reif genug war, wurde in der 36. Schwangerschaftswoche ein Kaiserschnitt durchgeführt und eine gesunde Tochter geboren.

Diese betroffene Mutter litt offensichtlich nach der Totgeburt ihrer ersten Tochter vor zwei Jahren unter einer ausgeprägten reaktiven Depression. Außerdem berichtet sie über einige Symptome, die man einer posttraumatischen Belastungsstörung zurechnen würde. Es ist ganz typisch, dass so etwas plötzlich in einer neuen Schwangerschaft wieder auftaucht (reaktualisiert wird). Die früheren Erfahrungen treten in den Vordergrund und sind in voller Stärke wieder da. Die besondere Ängstlichkeit in der aktuellen Schwangerschaft ist vor diesem Hintergrund ganz normal. Wie in diesem Fall kann es durchaus sinnvoll sein, schon vor dem natürlichen Ende der Schwangerschaft einen Kaiserschnitt durchzuführen, um die Mutter aus ihrer unendlichen Angst und Anspannung zu lösen. Dies kann unter sorgfältiger Nutzen-Risiko-Abwägung und in Absprache mit den Geburtshelfern und Kinderärzten in Erwägung gezogen werden.

Nicht selten kommt es vor, dass nach dem »glücklichen« Ende der Schwangerschaft, die auf eine Totgeburt folgte, die erwartete Freude und das Glück bei der Mutter gar nicht so deutlich werden: Es kann sein, dass sie selbst wieder Symptome einer reaktiven Depression zeigt und gerade auf Grund der Erfahrungen mit dem Neugeborenen noch einmal eine Phase der Trauer um das verstorbene Kind durchmacht Das ist völlig normal. Auch die Sorge, dass durch das neue Baby das erste Kind in der Erinnerung verdrängt wird und »seinen Platz in der Familie« verliert, gehört dazu. Am hilfreichsten für betroffene Frauen ist es in solchen Fällen, wenn von den Menschen in ihrer Umgebung diese Mischung aus Trauer und Freude akzeptiert und wenn nicht mit Unverständnis reagiert wird. Noch einmal zur Erinnerung: Trauer ist sehr individuell.

Schwanger durch Kinderwunschbehandlung – aber die Drillinge schaffen es nicht

Qwara B., 34 Jahre

Mit dem Ehepaar B. hatten wir etwa drei Wochen nach der Geburt ihrer Kinder das erste Mal Kontakt. Frau B., Tochter einer deutschen Mutter und eines afrikanischen Vaters, war von Beruf Krankengymnastin. Nach mehrjährigem unerfülltem Kinderwunsch war sie direkt nach der ersten künstlichen Befruchtung schwanger geworden. Nach dem anfänglichen Schock darüber, dass es Drillinge werden würden, hatten sich die beiden zukünftigen Eltern sehr auf die Kinder gefreut. In der 26. Schwangerschaftswoche war dann allerdings eine Frühgeburt nicht zu verhindern gewesen. Da es sich um sehr unreife Frühgeborene handelte, reichten alle intensiv-medizinischen Möglichkeiten nicht aus, um die Kinder zu retten; innerhalb von drei Tagen starben die Kinder – jeden Tag eins.

Beide Partner standen auch zwei Wochen nach dem Tod des letzten Sohnes noch deutlich unter Schock. Besonders Frau B. äußerte immer wieder, dass sie mit dem Tod der Kinder nicht fertig werde, sie weinte während des ganzen Gespräches. Ihr Mann dagegen wirkte hilflos und wusste offensichtlich nicht, wie er seiner Frau helfen könnte.

In diesem und weiteren Gesprächen wurden verschiedene Aspekte besprochen, wie etwa der Umgang mit Trauer, Gefühlen von Wut, Hilflosigkeit, Verzweiflung usw. Für die beide Partner besserte sich die Situation in dem Moment, als ihnen deutlich wurde, wie unterschiedlich sie beide mit der Situation umgehen und was die jeweiligen Bedürfnisse des anderen sind: Frau B. hatte das Bedürfnis, ihre Gefühle zu äußern, sie wollte immer wieder darüber sprechen. Herr B. dagegen wollte sich eher zurückziehen, das Ganze mit sich selbst ausmachen und wenig darüber reden.

Im Fall von Qwara B. handelte es sich um eine Trauerreaktion, wie sie nach solchen Erlebnissen zu erwarten ist, und die noch nicht das Ausmaß und die Dauer einer depressiven Reaktion angenommen hatte. Mit dem Ehepaar konnte besprochen werden, dass die Zeit der Trauer wichtig ist und dass vor allen Dingen die unterschiedliche Art des Trauerns völlig in Ordnung ist. Für Frau B. waren die Gespräche als zusätzliche Möglichkeit hilfreich, über ihre Gefühle und über ihre Kinder sprechen zu können, ebenso wie der Kontakt zu anderen betroffenen Eltern über eine Selbsthilfegruppe. Beide Partner konnten bald wieder besser aufeinander zugehen und die von ihnen gewünschten Schritte (Beerdigung, Traueranzeige etc.) wieder gemeinsam gehen. Im weiteren Verlauf wurde deutlich, dass sich die Beiden durch die gemeinsamen Erfahrungen noch näher standen als vorher und dass die verlorenen Kinder zu einer tieferen gefühlsmäßigen Bindung der Eltern führten.

Gerade bei solchen Verlusterlebnissen ist es wichtig, sich Zeit und Raum zu lassen für Trauer und für die vielfältigen Gefühle. Gerade die Eltern von früh in der Schwangerschaft verstorbenen Kindern haben manchmal den Eindruck, es seien ja gar keine »richtigen« Kinder gewesen und deshalb stehe ihnen das Trauern nicht zu. Das ist falsch, auch diesen Kindern steht ein Platz in der Familie zu. Und jeder muss für sich den richtigen Weg finden zu trauern – unabhängig davon, wie lange es dauert und wie intensiv es ist. Das Zulassen der dazugehörigen Gefühle und der Austausch mit anderen Menschen verhindert am besten, dass sich aus Trauer eine längerfristige depressive Reaktion entwickelt, die dann das ganze Leben beherrscht. Hat sich aus einer Trauerreaktion eine langanhaltende reaktive Depression entwickelt, ist psychotherapeutische Hilfe erforderlich.

Die Suche nach der eigenen Schuld – Depression nach Frühgeburt

Pelin A., 23 Jahre

Pelin A., eine in Deutschland geborene junge Türkin, freut sich während der ganzen Schwangerschaft auf die Geburt ihres ersten Kindes. Unerwartet kommt es in der 33. Schwangerschaftswoche zur Frühgeburt. Wegen Atemschwierigkeiten muss das Kind in die Kinderklinik verlegt werden und wird im Brutkasten überwacht. Die Mutter kommt täglich zu Besuch, wird aber zunehmend bedrückter und stiller, obwohl sich das Kind gut entwickelt. Schließlich zeigt sich eine eindeutige depressive Verstimmung, die Patientin weint nur noch, kann sich kaum noch aufraffen, in die Klinik zu fahren, starrt an die Wand. Die Gedanken kreisen um das Kind und die Frage, ob sie selbst etwas falsch gemacht hat, so dass es zu der Frühgeburt gekommen ist. Als schließlich weitere depressive Symptome hinzukommen wie Schlafstörungen, Appetitstörungen und Gewichtsverlust, wird sie von der Kinderklinik zur Behandlung überwiesen.

Es kommt unter medikamentöser antidepressiver Therapie rasch zu einer Besserung, vor allem nachdem das Kind sich ohne weitere Komplikationen entwickelt und bald nach Hause entlassen wird.

Auch wenn in einem solchen Fall zunächst zu vermuten war, dass es sich um eine verständliche Reaktion auf die unerwartete Frühgeburt handelt, zeigte doch der weitere Verlauf, dass sich eine »typische« postnatale Depression entwickelt hatte. Dazu kann es natürlich genauso nach Frühgeburten kommen wie nach anderen Entbindungen. Die Frühgeburt mit allen Folgen stellt in diesem Fall eine zusätzliche Belastung dar und trägt zum Beginn der Depression bei (Stichwort »Multifaktorielle Verursachung«). Wichtig ist es in solchen Fällen, die Behandlungsnotwendigkeit zu erkennen und nicht alle auftretenden Probleme mit der Belastung durch die Situation des Kindes zu erklären. Wünschenswert gerade für Frauen in solchen Belastungssituationen ist das Angebot einer begleitenden psychologischen Unterstützung während der Behandlung des Kindes auf der Intensivstation.

Wenn zusammenreißen nicht mehr hilft – Suizidversuch bei postnataler Depression

Ruth T., 32 Jahre

Hier treffen wir die Briefschreiberin aus dem ersten Kapitel wieder, die über ihre völlig unerwartet aufgetretene Depression nach der Entbindung und ihren Versuch zu sterben berichtete. Sie schrieb:

»*Ich hatte eine wundervolle Schwangerschaft, war stolz auf meinen Bauch, führte eine glückliche Ehe, und dieses Kind, mit dem wir fast schon nicht mehr gerechnet hatten, war ein sogenanntes Wunschkind. Auch die Entbindung war nicht schwer. Deshalb habe ich auch die Welt nicht mehr verstanden, als es mir bereits 36 Stunden nach der Entbindung psychisch sehr schlecht ging. Dies äußerte sich durch innere Unruhe, ich konnte weder schlafen noch essen, fast ständiges Weinen und wenig später durch Äußerungen wie:* »*wenn ich nicht so feige wäre, dann würde ich aus dem Fenster springen*«.*

Ich hatte überhaupt keine Freude an meinem Kind, ganz im Gegenteil, ich hätte mir gewünscht, das Kind zurückgeben zu können, weil ich solche Angst vor ihm hatte und der Meinung war, ich würde es niemals gut und richtig versorgen können. Im Krankenhaus hat man meinen Zustand damit abgetan, dass es vielen Müttern so gehe und dass ich mich zusammenreißen müsse, damit ich mein Kind stillen könne und damit mir mein Mann nicht wegliefe. Ich wollte doch so gern eine perfekte Mutter sein und hatte mir während der Schwangerschaft ausgemalt, wie schön alles werden würde. Daher habe ich mich immer wieder unter Aufbietung meiner letzten Kräfte zusammengerissen, natürlich auch, weil ich enorme Schuldgefühle meinem Kind und meiner Familie gegenüber hatte.

Zwei Tage nach der Entlassung aus dem Krankenhaus ist es dann passiert: in wenigen unbeaufsichtigten Sekunden bin ich in der häuslichen Wohnung aus dem Fenster gesprungen....«

Bei diesem unbeaufsichtigten Moment handelte es sich um die Zeit, die ihre Mutter brauchte, um dem Briefträger die Tür zu öffnen. Dieser Fall zeigt, dass es überhaupt kein Schutz vor ernstgemeinten Suizidideen ist, wenn Angehörige in guter Absicht versuchen, eine »rund um die Uhr-Betreuung« zu organisieren, weil sie der Mutter die psychiatrische Behandlung ersparen wollen. Suizidalität ist ein sehr ernstzunehmendes Symptom, das immer zur Hinzuziehung eines Psychiaters und in der Regel auch zur stationären Behandlung führen muss, um die Umsetzung der Suizidgefahr zu verhindern. Wenn der Psychiater eine ernstzunehmende Suizidgefahr feststellt und eine stationäre Behandlung empfiehlt, sollte dieser Empfehlung unbedingt gefolgt werden. »Versprechungen«, »Abmachungen« oder auch »Verträge« mit suizidalen Menschen schützen nicht davor, dass aus deren Sicht die Situation plötzlich doch so hoffnungslos ist, dass der Tod als der einzig sinnvolle Ausweg scheint. Gerade »raptusartige« Suizidversuche (mit Umsetzung »von einer Sekunde auf die andere«) sind nie auszuschließen.

Frau T. hat zwar überlebt, aber lange mit ihren schweren Verletzungen zu kämpfen gehabt. Sie hat viele Monate in Kliniken verbracht und dauerhafte Behinderungen beim Gehen zurückbehalten. Die nach dem Suizidversuch erfolgte psychiatrische Behandlung führte zum raschen Abklingen der depressiven Symptome. Mehr Mut zum offenen Umgang mit der offensichtlichen Depression und ein direkter Beginn der psychiatrischen Behandlung hätte der Patientin und ihrer Familie letzten Endes vieles erspart.

Das Baby ist unheilbar geschädigt – Wahnhafte Depression und erweiterter Suizid

Stephanie L., 29 Jahre

Auch im folgenden Fall erfolgte trotz vorhandener Warnsignale, wie übersteigerten Ängsten und ausgeprägter depressiver Verstimmung, leider keine zeitgerechte fachpsychiatrische Behandlung.

Die glücklich verheiratete Stephanie L. erwartet ihr erstes Wunschkind. In der Vorgeschichte gibt es keine psychischen Erkrankungen, auch nicht in der Familie. Berufliche oder finanzielle Sorgen bestehen nicht bei dem Paar. Schwangerschaft und die Geburt des gesunden Kindes verlaufen ohne Komplikationen.

Kurz nach der Entbindung drängen sich der zunehmend depressiv verstimmten jungen Frau erstmals lebensmüde Gedanken auf. Sie ist gefangen von der wahnhaften Überzeugung, ihr Kind nicht richtig versorgen zu können, ihm bereits gesundheitlich geschadet zu haben, indem sie keine richtige Mutter-Kind-Beziehung zu ihm hat aufbauen können. Mehrere Vorstellungen des vermeintlich »schwer geschädigten« Babys beim Kinderarzt enden damit, dass der Kinderarzt sie beruhigt. Das Kind sei gesund, und es sei ganz normal, dass sich junge Mütter solche Sorgen machen. In einem Zeitungsartikel liest sie davon, dass sich eine Mutter mit ihrem Säugling umgebracht hat. Daraufhin wachsen in ihr die Hoffnungslosigkeit und die Gewissheit, dass der Tod für sie und ihr vermeintlich unheilbar geschädigtes Kind die beste Lösung sei. Sie beschließt, sich gemeinsam mit dem Kind umzubringen. Sie selbst überlebt den Suizidversuch schwer verletzt, das Kind leider nicht.

Nach dem Ereignis wird eine schwere wahnhafte Depression diagnostiziert, die unter medikamentöser Behandlung rasch rückläufig ist. Wegen der schweren Depression und der daraus folgenden Schuldunfähigkeit wird das Ermittlungsverfahren wegen der Tötung des Kindes eingestellt, Frau L. wird nicht verurteilt. Es folgt eine viele Jahre andauernde Psychotherapie aufgrund der erwartungsgemäß aufgetretenen reaktiven Depression. Es dauert lange, bis sie das Geschehene soweit verarbeitet hat, dass sie es wagt, noch einmal schwanger zu werden. Unter psychiatrischer Betreuung verläuft die Zeit nach der zweiten Entbindung ohne Komplikationen, eine erneute Wochenbettdepression tritt nicht auf.

Vielleicht hat niemand erkannt, dass Frau L. depressiv war; vielleicht wollte sie nicht zu einem Psychiater gehen; wahrscheinlich hätte sie eine stationäre Behandlung abgelehnt – sie war ja der Überzeugung, es sei alles ihr Fehler. Aber gerade in einem solchen Fall sind Angehörige und auch Ärzte gefragt, die Verantwortung für diese Mutter zu übernehmen und ihr die Entscheidung abzunehmen, sie möglicherweise sogar vorübergehend ohne ihr Einverständnis in einer Klinik zu behandeln.

Glücklicherweise sind solche Fälle extrem seltene Einzelfälle. Bei vielen hunderttausend Geburten pro Jahr in Deutschland kommt es nur in Einzelfällen zu solch dramatischen Auswirkungen. Dieser Fall wurde trotzdem hier dargestellt, um deutlich zu machen, wie wichtig es ist, aufmerksam zu sein. Dass man auch an Hilfe denken sollte, wenn es sich »nur« um unbegründet wirkende Ängste handelt. Und dass man lieber einmal mehr an eine psychische Störung nach der Entbindung denken sollte, als einmal zu wenig.

Das Baby ist ausgetauscht – Doppelgängerwahn und psychotische Depression

Tina R., 26 Jahre

Etwa 3 Wochen nach der zweiten, unkomplizierten Entbindung per Kaiserschnitt wird Tina R. zunehmend depressiv. Bereits nach der ersten Entbindung hatte sich eine postnatale Depression entwickelt, die unbehandelt nach einigen Monaten wieder abgeklungen war.

Wie nach der ersten Geburt plagt sich die junge Mutter mit ausgeprägten Versagens- und Schuldgefühlen als Mutter, weil sie ihrem Kind gegenüber keine »richtigen Muttergefühle« entwickeln kann. Schlaf- und Appetitstörungen kommen hinzu und besonders morgens eine ausgeprägte Antriebsminderung. Außerdem leidet sie unter Grübeln, Konzentrationsstörungen und einem Kloßgefühl im Hals. Wie nach der ersten Geburt erfolgt keine psychiatrische Behandlung, da die Angehörigen alle Probleme auf die Belastung mit zwei Kindern zurückführen und Frau R. selbst der Überzeugung ist, dass sie nicht krank ist, sondern nur eine Versagerin. Dieses Gefühl verstärkt sich noch, als sie eines Morgens auf dem Weg zum Einkaufen bemerkt, dass die Leute auf der Straße stehen bleiben und über sie sprechen. Aus Mimik und Gestik kann sie deutlich entnehmen, dass es um ihr Versagen als Mutter geht.

Das Grübeln nimmt weiter zu und kreist nur noch um ihre Unfähigkeit als Mutter. Eines Mittags schafft sie es gerade noch, die beiden Kinder mit Essen zu versorgen und das Ältere zum Mittagsschlaf hinzulegen. Beim Wickeln des Säuglings stutzt sie: Wieso sieht das Baby plötzlich irgendwie anders aus? Es sind nur Kleinigkeiten, die sie aber sehr beunruhigen. Die Nase ist etwas dicker und die Ohren sind etwas spitzer. Und auch der Blick aus den blauen Babyaugen ist irgendwie rätselhaft, ja fast bedrohlich. Plötzlich fällt es ihr wie Schuppen von den Augen: Das Baby auf dem Wickeltisch ist nicht ihr Kind, es ist vertauscht. Aber mit wem? Warum?

Nachdem sie das Baby in die Wiege gelegt hat, grübelt sie den ganzen Nachmittag darüber nach, was passiert ist. Schließlich ist sie überzeugt: Ihr Kind ist vertauscht, und zwar mit einem Satan. Sie soll ihn aufziehen, damit er dann die Weltherrschaft übernehmen kann. Ihr wird klar, dass sie etwas unternehmen muss, bevor das »Monstrum« Unheil anrichten kann. Es gibt nur eine Lösung, »der Satan muss weg!«.

Mit einem Kissen in der Hand steht sie neben der Wiege, als ihr Mann nach Hause kommt. Sie will, ja sie muss das Kind ersticken. Sie versucht aufgeregt, fast hysterisch, klarzumachen, was passiert ist. Sie weiß, was sie tun muss, war aber bisher nicht in der Lage dazu, ihren Entschluss umzusetzen. Der hinzugerufene Hausarzt veranlasst die sofortige Aufnahme in einer psychiatrischen Klinik.

Das Leben des Kindes hing »am seidenen Faden«. Glücklicherweise sind solche dramatischen Verläufe von psychotischen Depressionen, also Depressionen, bei denen auch Wahnsymptome oder Halluzinationen bestehen, ausgesprochen selten. Aber auch solche Fälle kommen vor. Und weil betroffene Frauen vorher manchmal kaum auffallen oder weil die bestehenden Symptome für eher harmlos gehalten werden, kann es zum tragischen Ausgang kommen. Dieser Fall soll deutlich machen, wie wichtig es ist, jede psychische Veränderung nach der Geburt ernst zu nehmen und die Mutter, die alles auf die eigene Unfähigkeit zurückführt, bei der Inanspruchnahme von Hilfe zu unterstützen.

Euphorie und Depression im schnellen Wechsel – eine bipolare affektive Störung nach der Geburt

Ulrike W., 30 Jahre

Die 30 Jahre alte Ulrike W. hatte vor 8 Jahren eine Fehlgeburt; jetzt erlebt sie die komplikationslose erste Entbindung. Über den erfüllten Kinderwunsch ist sie überglücklich. Später berichtet sie, dass sie am ersten Tag nach der Geburt noch froh und stolz gewesen sei, ein richtiges Glücksgefühl gehabt habe. Am folgenden Tag sei sie dann unruhig und schlaflos geworden, habe sich große Sorgen gemacht, ob sie das Kind richtig versorgen könne, und habe viel geweint. Nach der Entlassung aus der Frauenklinik kommen Ängste hinzu, dass sie das Kind nicht richtig versorgen kann, dass sie eine schlechte Mutter ist. Sie hat große Sorgen, das Kind könne verhungern. Eine Woche später schlägt die Stimmung dann wieder ganz ins Gegenteil um: Sie fühlt sich »unheimlich stark und voller Tatendrang«.

Die Erfahrungen von Frau W. zeigen, wie rasch krankhafte Stimmungs-veränderungen auftreten und auch wieder abklingen bzw. sich ins Gegen-teil verändern können. Hier findet sich ein Wechsel zwischen einer eupho-rischen Stimmung (zunächst noch ableitbar aus der Tatsache, dass diese Schwangerschaft zu einem glücklichen Ende gekommen ist) und einer de-pressiven Symptomatik; kurze Zeit später bestimmt wieder Euphorie das Verhalten von Frau W. Die immer stärker werden Auffälligkeiten führen schnell zur psychiatrischen Behandlung. Wegen der Notwendigkeit der Be-handlung auf einer geschützten psychiatrischen Station musste Frau W. abstillen. Nach Abklingen der Akutsymptomatik hatte sie aber die Mög-lichkeit, noch eine Zeitlang mit Ihrem Baby gemeinsam auf einer offenen Station zu verbringen und schrittweise die Versorgung des Kindes zu über-nehmen.

Auf die mögliche Gefährdung von Mutter und Kind im Rahmen einer Depres-sion wurde schon hingewiesen. Dass dies auch bei einer euphorischen bzw. manischen Stimmung der Fall sein kann, zeigt die folgende Schilderung.

Das Baby wird zur Puppe – Verhaltensauffälligkeiten in der Manie

Viola S., 22 Jahre

Die junge Frau fällt bereits wenige Tage nach der ersten Entbindung durch ein verändertes Verhalten gegenüber dem Ehemann auf. Die Stimmung wechselt zwischen euphorisch und gereizt, was sonst gar nicht ihre Art ist. Schließlich wird sie auch gegen ihren Mann auffällig aggressiv, immer erregter, wirkt über-reizt, spricht schneller. Sie entwickelt vielfältige Pläne und Aktivitäten, wobei sie zunehmend »ungeordnet« wirkt und keine Handlung zu Ende bringt.

Am frühen Abend wirft sie ihre Tochter nach dem Wickeln wie eine Puppe in die Luft, fängt sie auf und drückt sie anschließend fest an sich. Als der Mann ihr das Kind wegnehmen will, wird sie tätlich gegen ihn.

Gerade eine euphorische, gehobene Stimmung und auch gereizt-aggres-sives Verhalten sind nicht immer von Anfang an als krankhaft erkenn-bar. Im geschilderten Fall einer Manie wird die Behandlungsbedürftigkeit schließlich deutlich, als die Patientin beim Umgang mit dem Neugeborenen jede Vorsichtsmaßnahme außer Acht lässt und das Kind damit gefährdet. Zur Behandlung unter stationären Bedingungen gibt es in einem solchen Fall keine Alternative.

Von Himmel und Hölle – »Traumartige Erlebnisse« in der Psychose

Waltraud K., 39 Jahre

Die 39-jährige Hausfrau und Mutter Waltraud K., die ihr zweites Kind bekommen hat, ist seit dem vierten Tag nach der Entbindung verändert. Gerade zuhause angekommen, äußert sie die Befürchtung, durch die Ärzte vergiftet worden zu sein. Im Vordergrund stehen aber »traumartige« Erlebnisse, bei denen ihr Himmel und Hölle gezeigt werden und Engelschöre singen. Sie schlussfolgert daraus, dass sie zu wenig religiös gewesen sei, dass sie mehr beten müsse. Als einziges Mittel, um die Seligkeit zu erlangen, bliebe ihr der Weg, als Missionarin Seelen zu bekehren. Insgesamt wirkt sie »entrückt«, nicht ängstlich. Sie betet mit lauter Stimme und hoch erhobenen Händen und spricht davon, dass Gott sie wohl jetzt zu sich nehmen wolle. Am nächsten Tag verändert sich das Bild: es treten Ängste auf, sie wird erregt und unruhig, wirkt von Panik getrieben. Die Ängste und Unruhezustände führen schließlich dazu, dass der Ehemann sie in eine psychiatrische Klinik bringt, wo die Symptome unter Behandlung mit Antipsychotika innerhalb weniger Tage rasch abklingen.

Dieser Fall zeigt, dass psychotische Symptome nicht immer quälend und angsterregend sein müssen. Jede Art von Verhaltensauffälligkeiten sollte aufmerksam machen. Auch »positive« Gefühle können klare Anhaltspunkte für eine behandlungsbedürftige psychische Störung sein und sehr rasch umschlagen.

Beobachtet und verfolgt gefühlt – Bedeutet das Schizophrenie?

Xenia O., 37 Jahre

3 Monate nach der zweiten Entbindung stellt sich Xenia O. bei uns vor. Sie berichtet über einige psychotische Erlebnisse nach der Entbindung; so habe sie sich beispielsweise verfolgt gefühlt, sei den Eindruck nicht losgeworden, dass die Nachtschwester ihrer Tochter etwas angetan habe. Noch in der Frauenklinik wurde ein Psychiater hinzugezogen, der ein Medikament gegen die festgestellte Psychose verordnete. Dieses Medikament hat Frau O. vor kurzem in Absprache mit dem Psychiater, der sie ambulant weiter behandelte, langsam ausgeschlichen. Zu uns kommt Frau O. hauptsächlich mit der Frage, ob sie jetzt die Sorge haben müsse, an einer Schizophrenie zu leiden, nachdem sie diese Wochenbettpsychose gehabt habe, und ob sie ständig befürchten müsse, wieder krank zu werden. Ihr Psychiater habe zwar versucht, sie diesbezüglich zu beruhigen, aber sie wolle gerne eine zweite Meinung hören.

Auch wir konnten Frau O. beruhigen, nachdem wir ihre Krankheitsgeschichte genauer kannten. Sie hatte einige Tage nach der Entbindung im Rahmen einer Infektion hohes Fieber gehabt und war vorübergehend nicht richtig ansprechbar gewesen. Auf dem Höhepunkt des Fiebers hatte sie kurz einmal ihren verstorbenen Vater im Zimmer gesehen, was wir als optische Halluzination einordneten. Die Gesamtsymptomatik wies ebenso wie der Verlauf – Abklingen der psychischen Symptome sehr bald nach Behandlung der Infektion und bereits kurz nach Beginn der Antipsychotika-Gabe – auf eine organische Psychose hin, also auf eine Psychose mit einer körperlich begründbaren Ursache. Solche organischen Psychosen können zwar sehr ähnliche Symptome haben wie eine Schizophrenie, aber es handelt sich um eine ganz andere Krankheit. Organische Psychosen sind als besonders »gutartige« Psychosen einzuordnen. Deshalb ist es in einem solchen Fall auch vertretbar, bereits nach 3 Monaten die Medikamente schrittweise abzusetzen. Bei einer schizophrenen oder schizoaffektiven Psychose sollte die Behandlung dagegen immer mindestens 6 Monate dauern, um die Rückfallgefahr zu vermindern.

Nicht wieder krank werden, aber trotzdem ein Baby – Schwanger unter Medikamenten

Yumi P., 28 Jahre

Die 28-jährige Studentin koreanischer Abstammung stellte sich bei uns mit der Frage vor, ob sie unter dem von ihr eingenommenen Medikament, einem Antipsychotikum, schwanger werden darf. In ihrer Vorgeschichte gab es mehrere dicht aufeinander folgende psychotische Krankheitsepisoden, die erste Erkrankung lag etwa 5 Jahre zurück. Zu den Krankheitsphasen war es jeweils in Belastungssituationen gekommen (z. B. während eines Examens). Nachdem die Behandlung mit einer niedrigen Dosierung des wirksamen Antipsychotikums als Vorbeugung dauerhaft fortgeführt worden war, war Yumi P. in den letzten 2 Jahren symptomfrei und litt auch nicht unter Nebenwirkungen. Der behandelnde Psychiater befürchtete eine erneute Erkrankung beim Absetzen des Medikamentes; auch Frau P. selbst und ihre Angehörigen hatten ähnliche Bedenken.

Nach Besprechung der Vorgeschichte war auch aus unserer Sicht die Wiederholungsgefahr der Erkrankung in einer Schwangerschaft und besonders nach der Entbindung hoch einzuschätzen. Nach entsprechender »Nutzen-Risiko-Abwägung« traf Yumi P. gemeinsam mit ihrem Ehemann die Entscheidung, unter dem Medikament schwanger zu werden. In der bald darauf eingetretenen Schwangerschaft ging es ihr sowohl körperlich als auch psychisch sehr gut. Das Medikament wurde so niedrig wie möglich dosiert; als allerdings Schlafstörungen auftraten, war eine leichte Erhöhung erforderlich. Gerade die Schlafstörungen wurden als Gradmesser für ihr psychisches Befinden gewertet, da sie aus der Vorgeschichte als erstes Krankheitssymptom bekannt waren.

Bis zur Entbindung ging es Yumi P. gut; regelmäßige Kontrolluntersuchungen zeigten das auch vom ungeborenen Kind. Sie schloss in der Schwangerschaft sogar noch ihr Studium ab. Vorübergehend konnte die Dosis des Antipsychotikums wieder gesenkt werden. Einige Wochen vor der Entbindung war das weitere Vorgehen rund um die Entbindung Thema. Es wurde besprochen, worauf zu achten ist und was mögliche Warnsignale einer Erkrankung nach der Entbindung sein könnten. Es war zu berücksichtigen, dass die Zeit nach der Geburt das höchste Risiko einer Wiedererkrankung in sich trägt. Kurz vor der Entbindung war noch einmal eine leichte Dosiserhöhung des Medikamentes erforderlich, da erneut Schlafstörungen auftraten. Die Entbindung verlief dann unkompliziert; Yumi erlebte sie weniger anstrengend als sie erwartet hatte. Der über 4.000 Gramm schwere Sohn war völlig gesund und brauchte keine besondere kinderärztliche Behandlung. Nach drei Tagen stillte Frau P. ab, da sie das Stillen als anstrengend erlebte und auch Sorge wegen der nächtlichen Schlafunterbrechungen hatte. Ihr Mann übernahm in den ersten Wochen die nächtliche

Versorgung des Babys, um ihr die Einhaltung ihres Schlafrhythmus zu ermöglichen.

Vier Wochen nach der Geburt stellte sich Yumi P. mit Mann und Sohn
noch einmal bei uns vor: Es ging ihr nach wie vor gut, sie fühlte sich psychisch stabil und hatte sich körperlich gut erholt. Das Antipsychotikum
nahm sie wie vereinbart weiter in der gleichen Dosis wie um die Geburt.
Der kleine Sohn entwickelte sich prächtig. Frau P. erlebte ihre Entscheidung, unter Medikamenten schwanger zu werden, auch im Nachhinein als
richtig. Und sie fügte hinzu:»Ich weiß schon jetzt, dass ich noch ein zweites Kind haben will.«

Last but not least: Auch Väter können depressiv werden

Zacharias E., 37 Jahre

*Zacharias E. stellte sich zwei Wochen nach der Geburt seines ersten Sohnes bei
uns vor. Nach langjährigem Kinderwunsch und einigen erfolglosen Behandlungen hatte sich das Ehepaar bereits mit der Kinderlosigkeit abgefunden, als es zu
einer natürlichen Schwangerschaft kam.*

*Obwohl die Geburt des Wunschkindes nicht ohne Komplikationen verlief, erlebte
Herr E. starke Gefühle von Stolz und Glück. Die Tage unmittelbar nach der
Geburt verbrachte er mit Frau und Kind im Elternzimmer des Krankenhauses.*

*Nachdem er mit Ehefrau und Sohn nach Hause zurückgekehrt war, änderte sich
jedoch seine Stimmung. Herr E. berichtete, er leide unter starken Weinkrämpfen,
obwohl er früher nie geweint habe. Er beschrieb sich selbst als einen starken, eher
gefühlskalten Menschen, der nicht über Probleme und Gefühle spreche – ähnlich wie sein Vater. Insgesamt werde in seiner Ursprungsfamilie selten über Probleme, Krankheiten oder Gefühle gesprochen.*

*Tief beunruhigt zeigte sich Zacharias E. durch die Tatsache, dass er seinem Sohn
die Schuld an seinem Zustand gab, dass er eifersüchtig auf ihn reagierte und sich
wünschte, die Zeit zurückdrehen zu können. Des Weiteren wurde die depressive
Symptomatik verstärkt durch seine Angst, nie ein guter Vater sein zu können.
Hinzu kamen starke Selbstvorwürfe; er habe sich im Vorfeld zu wenig mit der
Schwangerschaft und seiner Vaterrolle auseinandergesetzt. Nun fühle er sich da-*

durch überrollt, und alles laufe an ihm vorbei. Herr E. beschrieb seine Stimmung als sehr schwankend, mit guten, aber auch sehr schlechten Tagen. Er habe wenig Antrieb, kaum Appetit und große Sorgen vor der Zukunft. Zuhause falle ihm die Decke auf den Kopf, weil er ansonsten ein sehr aktiver Mensch sei, neben seiner Berufstätigkeit einen Nebenjob habe und jetzt eigentlich nicht wisse, was er den ganzen Tag zuhause tun solle.

Mit depressiven Symptomen war er etwas vertraut, weil seine Frau im Rahmen der erfolglosen Kinderwunschbehandlung darunter gelitten hatte. Deshalb suchte er im Internet nach Informationen über postnatale Depressionen bei Männern.

Wegen der Schwere der depressiven Symptomatik wurde eine antidepressive Medikation eingesetzt; zusätzlich wurde Herr E. an eine Verhaltenstherapeutin vermittelt. Unter dieser kombinierten Behandlung kam es innerhalb weniger Wochen zu einer deutlichen Besserung des Befindens. Herr E. konnte zu seinem Sohn eine innige Beziehung aufbauen. Die Psychotherapeutin zog die Ehefrau in einige Gespräche mit ein, was auch die partnerschaftliche Beziehung wesentlich intensivierte. Mit der Empfehlung, die antidepressive Medikation noch über mindestens sechs Monate fortzusetzen, konnte Herr E. in die weitere Behandlung seines Hausarztes wechseln.

Nach Sie in den vorigen Kapiteln die theoretischen Beschreibungen psychischer Störungen und dann die Fallbeschreibungen aus Sicht der Autorin gelesen haben, folgen nun einige Erfahrungsberichte von betroffenen Frauen – sozusagen Schilderungen aus erster Hand. Es geht um die ganz subjektiven Erfahrungen damit, Depressionen zu erkennen, offen mit der Depression umzugehen, Hilfe zu finden und anzunehmen. Und auch darum, mit den Erwartungen von Familie und Freunden umzugehen, sich der Tatsache zu stellen, dass man eine behandlungsbedürftige psychische Problematik hat, die eigenen Vorbehalte Medikamenten und Psychotherapie gegenüber zu überwinden und schließlich die gemachten Erfahrungen zu verarbeiten. Trotz der teils dramatischen Schilderungen enthalten alle diese Geschichten etwas Positives – vielleicht, weil es in allen Fällen schließlich doch zu einem guten Ende kam. Alle Frauen berichten in bewundernswerter Offenheit über ihre Geschichte, weil sie anderen betroffenen Frauen damit helfen wollen. Und auch die Partner bzw. die Partnerin, die die Zeit aus ihrer eigenen Perspektive beschreiben, verdienen unseren hohen Respekt. An alle noch einmal ganz herzlichen Dank dafür!

Warum hat es so lange gedauert, die Depression zu erkennen?

Elena, 43 Jahre

Bei mir wurde die »Postnatale Depression« drei Jahre nach der Geburt meines jüngsten Sohnes diagnostiziert, und ich werde seitdem medikamentös und mit einer Psychotherapie erfolgreich behandelt.

Warum hat das so lange gedauert, habe ich mich gefragt? Wenn ich ehrlich bin: weil ich es nicht wahrhaben wollte und andere Gründe für meinen schlechten Zustand vorgeschoben habe. So was kann doch nicht sein, so etwas passiert doch nicht mir, usw. Außerdem kannte ich nur die extreme Form dieser Depression, in der man sein Kind nicht lieben und anfassen kann. Und das war bei mir absolut nicht der Fall. Also konnte es ja auch nicht sein.

Richtig aufmerksam wurde ich zum ersten Mal, als ich in meiner Mutter-Kind-Kur (für deren Beantragung meine Gynäkologin erstmals die Diagnose Postnatale Depression verwendete – worüber ich mich fürchterlich aufgeregt hatte!) über ein Buch zu diesem Thema mit dem Titel »Eigentlich müsste ich doch glücklich sein« stolperte. Und das war genau MEIN Satz – so fühlte ich mich. Es ist doch alles wieder perfekt bei mir, warum bin ich dann nicht glücklich? Ich habe mein Leben wieder in den Griff bekommen, nachdem mich der Vater meines ersten Sohnes für mich völlig unerwartet verlassen hatte, als Lukas gerade fünfzehn Monate alt war. Ich ging durch das tiefste Tal meines Lebens. Und als ich dann ein Jahr später meinen jetzigen Ehemann kennenlernte, passte alles perfekt: Er wollte immer schon eine Familie und freute sich so über meinen Sohn, dass er ihn bis heute wie einen eigenen Sohn annahm. Schon nach kurzer Zeit war klar: wir wollen ein Geschwisterchen für Lukas – und schwupps, schon war ich schwanger.

Die Schwangerschaft war fürchterlich – ganz im Gegensatz zur ersten. Ich hatte ab der 4. Schwangerschaftswoche (SSW) mit einer ganz starken Übelkeit zu kämpfen, die bis zur 18. SSW anhielt. In der 28. SSW bekam ich vorzeitige Wehen, verbunden mit zwei Krankenhaus-Aufenthalten. Deshalb musste ich zum ersten Mal Lukas abgeben, was mit außerordentlich schwer fiel. Aber ich wollte genauso das Leben meines ungeborenen Kindes retten – also habe ich mich gefügt. Ich musste mich zweimal einer antibiotischen Behandlung im Krankenhaus unterziehen – das bedeutete dreimal täglich einen Tropf. Auch Cortison bekam ich für die Lungenfunktion gespritzt. Das konnte ich mit mir eigentlich alles nicht vereinbaren: Medikamente während der Schwangerschaft! Hoffentlich bleibt mein Kind gesund – ich hatte solche Angst um mein Baby!

Ab der 36. SSW durfte ich dann aufstehen, und man rechnete stündlich mit der Geburt. Aber der kleine Mann hat sich dann noch fünf Wochen Zeit gelassen, denn in dem Moment, als ich aufstehen durfte, waren die Wehen vorbei. Letztlich kam er dann mit einer Sturzgeburt bei uns zu Haus vor dem Sofa auf die Welt. Eigentlich hätte ich zur Geburt wieder eine antibiotische Behandlung haben müssen, aber das ging ja nicht. Wieder die Angst um das Baby. Dann kam noch dazu, dass meine Hebamme sehr unerfahren war (was ich vorher nicht so genau wusste) und dass dies ihre erste Hausgeburt war. Als Konstantin etwas schlecht Luft bekam, verständigte sie sofort den Kindernotarzt, der meinen frisch geborenen Sohn sofort zur Beobachtung mit in die Kinderklinik nahm. Da ich durch die Geburt einen tiefen Dammriss erlitten hatte, musste ich in ein anderes Krankenhaus zum Nähen. Diese Trennung so kurz nach der Geburt des Kindes, um das ich so viel Angst gehabt hatte, war für mich wirklich traumatisch.

Mein Kind entwickelte sich zum Glück sehr gut – und das Glück war eigentlich perfekt – wenn er nicht das erste Jahr alle 1,5 bis 2 Stunden gestillt hätte werden wollen. Das ging Tag und Nacht so. Und ich hatte natürlich dabei ja auch noch seinen drei Jahre alten Bruder zu versorgen. Dieser massive Schlafentzug, der leider auch noch im zweiten Lebensjahr von Konstantin nicht wirklich besser wurde, war für mich der Hauptgrund, warum es mir schlecht ging. Ich habe natürlich 100%ig funktioniert. Haushalt, zwei Kinder und der Ehemann bestens versorgt, wie es sich für eine Mutter und Hausfrau gehört. Nur um mich selbst habe ich mich nicht gekümmert.

Und so kam es, dass ich dann fast drei Jahre nach der Geburt endlich in Mutter-Kind-Kur fuhr und dabei über o. g. Buch stolperte. Dieses Buch erklärte die Erkrankung mit vielen Fallbeispielen. Und siehe da: es gab auch die Form wie bei mir, nicht nur die Extremform, von der ich gehört hatte. Da keimte zum ersten Mal der Gedanke auf, es könnte tatsächlich auch bei mir der Fall sein.

Noch aus der Kur heraus habe ich mir einen Termin bei Frau Prof. Rohde in der Bonner Uniklinik vereinbart. Ich bin heilfroh, dass ich endlich diesen Weg gegangen bin. Therapie bedeutete vorher für mich ein Stigma – ich schaffe es nicht alleine, ich bin unfähig. Aber heute weiß ich, dass es Situationen geben kann, da braucht man einfach Hilfe von außen – und es ist so toll, dass es diese Hilfe gibt und dass man dadurch auch so schnell wieder auf die Beine kommt.

Heute fühle ich mich endlich wieder gut und wohl in meiner Haut und kann mein Leben mit den zwei kleinen Jungen gut meistern – ich wünschte nur, ich hätte den Weg früher eingeschlagen!

Zwangsgedanken statt Muttergefühle – und alle leiden

Manuela, 36 Jahre

Meine Schwangerschaft verlief vollkommen unproblematisch. Die Sorgen, die ich mir zuvor gemacht hatte, ob es mit 35 Jahren vielleicht zu Komplikationen kommen könnte, waren glücklicherweise unbegründet gewesen. Dann war es endlich soweit, und unser Sohn Julius kam zu Welt; nach 10-stündigen Wehen leider doch per Kaiserschnitt.

Wir, die neue kleine Familie, nahmen die Möglichkeit eines Familienzimmers war und konnten uns auf gemeinsame Tage freuen. Diese entwickelten sich jedoch anders als geplant, und es sollte erst der Anfang sein. Mein Kaiserschnitt machte es mir die erste Zeit unmöglich, mich aktiv um unser Baby zu kümmern, mein Mann übernahm das. Derweil war ich mit mir, meinem veränderten Körper und der völlig neuen Lebenssituation beschäftigt. Wo blieben die Muttergefühle? Dieses überwältigende Gefühl, von dem alle Mütter berichteten? Stattdessen kamen mir völlig unbegründet die Tränen, und ich weinte täglich mehrere Male. Alle erklärten mir, dass seien die Hormone, der so genannte »Baby Blues«, der allerdings nach spätestens ein bis zwei Wochen wieder weg sei.

Nach einer Woche Krankenhausaufenthalt ging ich nachhause. Doch auch in der gewohnten Umgebung weinte ich regelmäßig. Zum Spazierengehen konnte ich mich nur widerwillig aufraffen, lauerte doch an jeder Ecke jemand, der mir und meinem Baby etwas anhaben wolle, so dachte ich. Hinzu kamen merkwürdige Gedanken, ich könne meinem Sohn etwas antun. Sobald ich einen scharfen Gegenstand in der Hand hielt, ging ich in Gedanken damit auf ihn los. Ich band ihm einen Schal um den Hals und stellte mir vor, was wohl passiere, wenn ich zuziehen würde. Beim Spazierengehen hatte ich vor Augen, dass ich den Kinderwagen bergabwärts einfach laufen lassen könne. Es war furchtbar, zermürbend und machte mir Angst. Da ich mit jedem ganz offen darüber sprach, war ich der festen Überzeugung, ich sei stark genug, und es sei nur eine vorübergehende Laune; da würde ich schon selbst herausfinden. Fast unbemerkt schlich sich auch noch eine Ablehnung gegenüber meinem Sohn ein. Ich fühlte mich ungeliebt von ihm, da er sich von mir nicht beruhigen ließ. Wenn er weinte, wurde das Weinen nur noch schlimmer, wenn ich mich um ihn kümmerte. Das führte dazu, dass ich ihn bald gar nicht mehr zu mir nehmen wollte. An Tagen, an denen der Kleine stetig schrie, war ich völlig hilflos, nervös und kopflos. Mein inneres Befinden trug verständlicherweise auch nicht dazu bei, dass er sich beruhigte, und so war es ein ewiger Teufelskreis. Ich dachte sogar daran, mir etwas anzutun, so verzweifelt war ich.

Auch meine Eltern und mein Mann litten sehr unter der Situation. Im Nachhinein betrachtet vermutlich mehr als ich selbst, da mir der Ernst der Lage nicht wirklich bewusst war. Erst etwa ein dreiviertel Jahr nach der Geburt unseres Sohnes begab ich mich auf intensivstes Bemühen und Drängen meiner Mutter in ärztliche und psychotherapeutische Betreuung. Heute bin ich sehr dankbar für ihre Initiative. Erst durch diesen Schritt wurde mir klar, wie schwerwiegend und auch gefährlich Depressionen und Zwangsgedanken sein können. Rückblickend muss ich sagen, dass ich viel eher ärztliche Hilfe in Anspruch hätte nehmen sollen, denn mit jedem Tag in der Depression geht ein schöner, lebenswerter Tag verloren.

Ich kann jeder Frau nur raten, die sich in meiner Geschichte ganz oder auch nur ein bisschen wieder erkennt, nicht abzuwarten, bis die Probleme »von selbst verschwinden« (denn das tun sie nicht). Sondern man sollte sich unmittelbar um ärztliche Hilfe bemühen!

Depressionen und Wutausbrüche – und noch mehr Schuldgefühle

Hannah, 34 Jahre

Bereits seit langem leide ich in unregelmäßigen Abständen unter depressiven Schüben. Ich erinnere mich an sehr schlimme Zeiten in meiner Pubertät, in denen ich nicht in der Lage war, überhaupt irgendetwas für die Schule zu tun, was sich auch in meinen Leistungen widerspiegelte. Über längere Phasen verbrachte ich Nachmittage entweder mit Schlafen oder ging alleine mit meinem Hund spazieren. Es war ein Kreislauf: Ich lernte nicht, bekam schlechte Noten, litt darunter, als dumm abgestempelt zu werden und fand dadurch noch weniger Energie, mich aufzuraffen. Zudem wurde ich zeitweilig Ziel von Lästerattacken anderer Mitschüler. Familiäre Probleme taten ihr Übriges. Mein Vater entwickelte eine Alkoholsucht, die zwar nie nach außen drang und eskalierte, aber unsere Familie sehr belastete. Ich bin das einzige Kind meiner Eltern. Meine Mutter war mit der Situation überfordert, mein Vater vermutlich ebenso, und ich stand ebenfalls recht alleine da.

Lange erkannten weder ich noch meine Eltern, dass das nicht normal sein konnte. Bereits damals hatte ich einen Hang zu Wutausbrüchen, wenn ich mir nicht weiter zu helfen wusste. Ich knallte Türen, trat dagegen, habe sogar mit einer vollen Wasserflasche ein Loch in meine Zimmertür geschmettert. Ich schrie um mich und begann auch, mich selber zu schlagen, zu kratzen, zu beißen, Haare auszureißen. Nicht ernstlich, aber immer verzweifelt.

Erst spät habe ich erfahren, dass Depressionen in meiner Familie väterlicherseits vorkamen. Meine Großmutter hat nach einem jahrelangen Nervenleiden Selbstmord begangen. Und ihre Mutter, meine Urgroßmutter, wurde wegen Depressionen behandelt und lebte in einer Heilanstalt. Zu damaligen Zeiten musste man sicher sehr ausgeprägte Symptome zeigen, um diesbezüglich behandelt zu werden und ein Leben lang in einer Anstalt zu sein.

Dieses Verhaltensmuster zwischen absoluter Energielosigkeit und radikalen Wutausbrüchen habe ich über die Jahre beibehalten. Sie tauchten in unregelmäßigen Abständen auf – sicher immer dann, wenn ich über längere Zeit überfordert war. Aber auch dann, wenn äußerlich scheinbar alles im Lot schien. Auffällig ist mir in Erinnerung geblieben – es ist ein Muster, das ich bis heute beibehalten habe – , dass ich meiner Mutter die Dringlichkeit der Situation um meinen Vater nur mittels heftiger emotionaler Ausbrüche meinerseits klarmachen konnte. Vorher schien sie sich abzuschotten und es schlicht zu negieren. Erst wenn ich sehr heftig zeigte, wie sehr ich darunter litt, räumte sie Handlungsbedarf ein. Am nächsten Tag hatte sie alles scheinbar vergessen, und es ging wieder von vorne los.

Als ich mit meinem Sohn schwanger wurde, hatte ich eine sehr stressige Zeit im Job. Ich war in hohem Maße überfordert und überlastet zugleich. Zudem nahm ich in der Zeit noch ein Antidepressivum, bei dem meine Ärztin nicht wusste, ob es gut für das Kind ist. Die Nachricht über meine Schwangerschaft erfreute meinen Mann und mich sehr. Gleichzeitig hatte ich Befürchtungen, dass ich unser Baby verlieren könnte durch den Stress im Berufsleben und das Medikament. Eigenmächtig reduzierte ich die Tabletten.

Ich war schon immer sehr schlecht darin, mit Stress klarzukommen und beruflichen Stress gedanklich im Büro zu lassen. Irgendwann eskalierte es: Zuerst wurde ich von meinem Frauenarzt eine Woche krankgeschrieben, da er sich ebenfalls Sorgen um das Kind machte. Meine Arbeitsstelle ließ mich allerdings in der Zeit nicht in Ruhe, trotz der Nachricht, dass ich ein Kind erwarte. Zu dem Zeitpunkt war ich ca. in der sechsten Woche. Als mir wegen des Arbeitsdrucks noch der nahende Sommerurlaub reduziert werden sollte, bin ich schlichtweg ausgerastet – der Urlaub war mein Lichtblick – und dann in unserer Wohnung zusammengeklappt. Ich erinnere mich heute noch, dass der Aufschlag auf den Boden am Kopf recht wehgetan hat. Irgendwann war mein Mann da, hat mit meinem Chef telefoniert, die Lage erklärt und mich völlig aus dem Verkehr gezogen. Ich wurde in eine Klinik eingeliefert. Das war für mich ein großer Schritt, vor dem ich sehr Angst hatte, da ich mir damit eingestehen musste, die Situation nicht mehr unter Kontrolle zu haben. Vorher dachte ich immer, wenn ich mich nur zusammenreiße, mal Urlaub habe etc., habe ich alles wieder im Griff. Offensichtlich nicht.

Der Kontakt zur Außenwelt lief ausschließlich über meinen Mann. Selbst zu meinen Eltern und Freunden hatte ich keinen direkten Kontakt. Ich war für Monate krankgeschrieben. In der Klinik wurde das Medikament dann ein weiteres Mal abgesetzt, diesmal kontrolliert. Ich konnte recht schnell wieder entlassen werden. Die Schwangerschaft verlief problemlos. Ich habe lange Ausritte mit meinem Pony unternommen, die Ruhe genossen. Einige Wochen vor dem Mutterschutz konnte ich für einige Wochen mit reduzierter Stundenzahl sogar wieder arbeiten, was ich sehr schön fand. Sowohl mein Chef als auch die Kollegen haben mich herzlich empfangen.

Während der Schwangerschaft hatte ich auf Anraten meiner Hausärztin einen Termin bei Frau Prof. Rohde gemacht. Mein Mann kam mit. Wir vereinbarten, da alles einigermaßen stabil und ich zudem kaum äußerem Stress ausgesetzt war, die Schwangerschaft ohne Medikamente zu beenden. Bei einem Folgetermin wenige Wochen nach der Geburt wollten wir weitersehen.

Die Geburt verlief ebenso problemlos wie die Schwangerschaft. Sechseinhalb Stunden von den ersten Wehen bis zum ersten Schrei. Mein Sohn ist im Geburtshaus zur Welt gekommen, mitten in der Nacht, und fast eine Wassergeburt geworden. Nach vier Stunden waren wir drei wieder zuhause und haben uns verblüfft angeguckt.

Die erste Zeit war wie verzaubert. Ich konnte in den Nächten kaum abwarten, bis es Morgen ist und mein Sohn wieder wach wird. Er hat offiziell im Bettchen an unserem Bett geschlafen, aber eigentlich ausschließlich in meinem Arm. Mein Mann hat die ersten fünf Wochen Elternzeit genommen und war bei uns.

Irgendwann schlich sich bei mir aber doch Erschöpfung ein. Ich kann gar nicht mehr genau sagen, womit es anfing, doch mir wurde immer bewusster, was es heißt, ein Baby zu haben, für dieses rund um die Uhr da zu sein, sein ganzes Leben darauf auszurichten, welche Stimmung das kleine Wesen gerade hat. Mir wurde es plötzlich zu viel. Wenn mein Sohn schrie – er war recht unkompliziert, hatte aber doch unter den Drei-Monats-Koliken zu leiden – wurde ich erst hilflos, dann wütend. Mehrfach drohte ich meinem Mann damit, die Familie zu verlassen – ich glaube, ich habe sogar einmal wirklich die Koffer gepackt und wollte einfach weg. Nach solchen emotionalen Ausbrüchen umfing mich jedes Mal solch ein schlechtes Gewissen und das Bewusstsein, wie sehr ich doch dieses kleine Wesen liebe und dass ich es nie alleine lassen könnte. Dennoch hatte ich große Angst vor dem Tag, an dem mein Mann wieder arbeiten gehen musste und ich mit meinem Sohn tagsüber alleine zu Hause sein würde.

Wenige Wochen nach der Geburt hatten wir einen Folgetermin bei Frau Prof. Rohde. Hier zeigte sich die Dringlichkeit der Lage. Ich bekam ein Medikament, welches meinen Antrieb minderte, da ich einen sehr aufgeregten Eindruck machte. Ich war verzweifelt, da ich einerseits wusste, dass ich mein Kind liebe, mir aber alles zu viel wurde, wenn er nach mir verlangte. Ich habe meinen Sohn manchmal angeschrien, wenn er – aus meiner Sicht – keine Ruhe geben wollte, wenn ich doch bloß auch mal essen, mal alleine auf die Toilette oder auch nur mal zehn Minuten für mich haben wollte. Mir ist es sogar mal passiert, dass ich ihm in meiner verzweifelten Wut eine Ohrfeige gab. Er hat daraufhin einen noch stärkeren Weinkrampf bekommen, und ich war am Boden zerstört und habe ihn an mich gepresst. Ich hoffe so sehr, dass er sich nie, nie daran wird erinnern können. Mir tut es so sehr leid!

Auf Empfehlung von Frau Prof. Rohde haben wir eine Haushaltshilfe beantragt und bewilligt bekommen. In der Anfangszeit war mir das gar nicht recht, da ich Probleme habe, mich zu entspannen, wenn in unserer Wohnung jemand Fremdes um mich herum ist. Komischerweise hatte ich kaum Probleme, meinen Sohn einer völlig Fremden anzuvertrauen, was heute wesentlich schwieriger ist. Zudem übernahmen meine Schwiegereltern meinen Sohn, so oft es ging. Doch trotz der Hilfe fühlte ich mich eingeengt. Meine Freizeit war wie in ein enges Zeitkorsett gedrängt, und ich konnte mir nicht vorstellen, dass es jemals wieder anders werden würde. All das Gerede »nach einem halben Jahr/einem Jahr/ab Kita wird es besser« verschwand bei mir wie im Nebel. Ich konnte es mir nicht vorstellen.

Nahezu jeden Abend wartete ich bloß darauf, dass mein Mann nach Hause kam und mir unser Baby abnahm. Fast schon reichte ich es ihm auf der Türschwelle. Sehr häufig rief ich wirklich aufgelöst, wie von Sinnen und verzweifelt-wütend im Büro an und »beorderte« ihn nach Hause. Dabei hatte ich so ein schlechtes Gewissen, weil ich doch wusste, dass er ebenfalls einen anstrengenden Tag im Büro hatte und durch die 80 km Berufsweg ebenfalls müde war. Doch ich konnte nicht anders. Und das zu sehen und nicht anders handeln zu können, verursachte eine weitere Wut in mir, die ich wieder an meinem Mann ausließ. Ich ziehe echt den Hut vor ihm, dass er das so mit mir durchgestanden hat. An viele Szenen erinnere ich mich überhaupt nicht mehr oder nur bruchstückhaft bzw. ich vermische die Erinnerungen mit den Erzählungen meines Mannes.

Eine Belastungsprobe war die Zeit, in der mein Mann die Abschlussprüfung für seine Doktorarbeit hatte, vier Monate nach der Geburt unseres Sohnes. Zu der Zeit musste er lernen und konnte mich weniger entlasten. Es war für mich ein Gefühl, wie unter Wasser tauchen und hoffen, dass ich auftauchen darf, bevor mir die Luft ausgeht. Den Tag nach der Prüfung wurde mir wieder einmal alles zu viel, mein Kind schrie mich vom Tragetuch aus an, und ich kam zu nichts.

In der Zeit nach der Doktorarbeit und als es mir sichtbar stetig besser ging, offenbarte sich dann das Übermaß an Belastung, dem mein Mann die Zeit über ausgesetzt war. Er fiel in ein tiefes Loch, war lustlos und unmotiviert, häufiger traurig. Ich machte mir große Sorgen und hoffte, dass ich nun so gut für ihn da sein konnte, wie er zuvor für mich. Durch Inanspruchnahme ärztlicher Hilfe auch für ihn ist diese Phase weitestgehend überstanden. Mit Freude konnte er seinen zweiten Block der Elternzeit angehen.

Mit der Zeit lernte ich zu akzeptieren, dass mein Leben nun anders, mehr fremd- oder sagen wir kindbestimmt ist. Heute möchte ich es größtenteils nicht mehr anders haben, denke über ein zweites Kind nach und lebe mein Leben als glückliche Mutter. Mein Mann hat im hohen Maße dazu beigetragen, dass unser Leben wieder »normal« verläuft.

Im Rückblick bin ich sehr traurig darüber, dass ich das Gefühl habe, in der Anfangszeit wertvolle Zeit mit meinem Sohn verpasst zu haben. Ich hatte eher das Gefühl, die Tage überstehen zu müssen, statt Zeit mit ihm verbringen zu können. Meine Erinnerung an die Anfangszeit ist auch sehr löchrig, was ich unglaublich schade finde. Es hat sich später alles so schön eingependelt, und ich empfinde die Zeit mit ihm als so wertvoll. Das hätte ich gerne schon früher so genossen anstelle dieser blöden Depressionen.

Und die Perspektive des Partners, Konstantin, 35 Jahre

Meine heutige Frau habe ich während der Studienzeit kennengelernt. Neben allen schönen Erlebnissen und Gemeinsamkeiten wunderte ich mich bereits in den ersten Jahren über Wutausbrüche, die mir in einer solchen Heftigkeit fremd waren. Als wir dann zusammengezogen waren, gab es immer wieder wochenlange Phasen, die geprägt waren von Antriebslosigkeit, Wutausbrüchen (mit anschließendem Bedauern und Tränen), Schuldzuweisungen und Aufregen mit anschließenden Endlosdiskussionen über Nichtigkeiten (z. B. Fußgänger auf Fahrradwegen, entgegenkommender Fußgänger weicht nicht aus). Die Muster waren immer gleich. Oft geriet die Stimmung meiner Frau in einen Sog, an dessen Ende entweder der Wutausbruch (mitunter auch mit Herumwerfen von Gegenständen) oder die Flucht (Weglaufen aus der Wohnung und draußen umherirren) standen.

Ab einem bestimmten Punkt war uns beiden klar, dass diese Reaktionen das normale Maß übersteigen und meine Frau ärztliche Hilfe brauchte. Ich selber kannte das Thema Depressionen sehr gut, da meine Mutter auch darunter gelitten hat, und es während meiner Kind- und Jugendlichkeit lange, schwierige Phasen gab. Heute weiß ich, was mein Vater in dieser Zeit alles geleistet hat und wie er sich gefühlt haben muss.

Bei der ganzen Hilflosigkeit in diesen Phasen, der ich mich gegenüber sah, war ich meiner Frau sehr dankbar, dass sie den Gang zum Arzt (im ersten Schritt zum Hausarzt) ohne allzu große Gegenwehr mitgemacht hat. Es folgten Medikamente und psychotherapeutische Sitzungen. Leider konnte sich meine Frau damals in diesen Sitzungen noch nicht so richtig öffnen. Gut war, dass zu dieser Zeit das Problem (Depressionen) erkannt und angegangen wurde und in unserer Beziehung zu keinem Zeitpunkt runter gespielt oder negiert wurde. Doch leider blieb es bei den Phasen, die ca. 2–3 Mal im Jahr kamen. Auslöser waren Stress (z. B. zu viele Aufgaben ohne klare Verantwortlichkeiten auf zu wenige Kollegen auf ihrer Arbeitsstelle verteilt), Frust (z. B. nach dem Umzug ins Ausland für ein gemeinsames zweijähriges ›Auslandsabenteuer‹ klappte es mit den Bewerbungen am Anfang nicht gut – am Ende stand jedoch die Auswahl zwischen zwei äußerst attraktiven Stellen) oder auch aus unerfindlichen Gründen.

Besonders eindringlich bleibt folgende Szene in meinem Kopf. Nach einem Wochenend-Ski-Trip mit meinem Bruder holte meine Frau mich am Flughafen ab. Schon als ich aus dem Sicherheitsbereich kam, sah ich, dass sie völlig neben sich stand. Als wir aufeinandertrafen, drehte sie sich wort- und grußlos um und ging wie in Trance ins Parkhaus und irrte dort umher, bis wir irgendwann das Auto fanden. Auch die Fahrt nach Hause verlief ohne Worte. Zuhause angekommen, raufte sie sich die Haare, bis welche ausrissen, und kratzte sich blutig. Danach folgten Anschuldigungen und ein Wutausbruch – ohne objektiven Grund. Es war schrecklich für mich, so ohnmächtig dabei zu sein und meiner Frau nicht wirklich helfen zu können. Und es war schrecklich, keinen Raum für eigene Stimmungen und Bedürfnisse zu haben, sondern völlig eingenommen zu sein von der Stimmung meiner Frau – nicht nur in dieser Szene, sondern immer während depressiver Phasen.

Nach dem Auslandsaufenthalt dann wieder zurück in Deutschland, spitzte sich die Lage dramatisch zu. Auf ihrer Arbeit gab es bei schlechten Organisationsstrukturen eine totale Überlastung mit Arbeitsaufgaben. Das führte dazu, dass an Wochenenden zu Hause (in depressiver Stimmung) weitergearbeitet wurde, der Blackberry zum ständigen Begleiter wurde und es zeitlich und gedanklich keine wirklichen Entspannungszeiten mehr gab. Das galt natürlich auch für mich, da – selbst wenn ich an Wochenenden Entspannungszeiten gehabt hätte – ich immer der Stimmung und dem Arbeitseifer meiner Frau ausgesetzt war. Parallel dazu traf eine ganz wundervolle Nachricht ein. Meine Frau war schwanger. In dieser stressigen Zeit hatten wir absolut nicht damit gerechnet. Doch nun kam dadurch die Sorge hinzu, wie sich die Belastung auf unser Baby auswirkt. Als der Arbeitsdruck trotz zeitweiliger Krankschreibung nicht abnahm und als dann noch die zugesagten drei Wochen Sommerurlaub, die wie ein Rettungsanker für meine Frau waren, in Frage gestellt wurden, kam es zum Zusammenbruch: Meine Frau rief auf meiner Arbeit an, schrie irgendetwas in den Hörer und legte wieder auf. Ich habe sofort das Büro verlassen und bin nach Hause gerast, was immerhin ein Weg von 80 km war, ohne zu wissen, was mich erwartet. Zu Hause lag meine Frau zusammengekrümmt auf dem Boden. Es lagen herumgeschleuderte Gegenstände auf dem Boden, Teekanne und -tasse waren zerschmettert.

Nachdem wir irgendwie miteinander geredet haben und weil diese Heftigkeit uns beide völlig schockiert hat, sind wir zum psychiatrischen Notdienst einer örtlichen Klinik gefahren. Von da aus wurde meine Frau stationär in der Abteilung Psychiatrie und Psychotherapie aufgenommen. Der Aufenthalt dort war dann zwar nicht sehr lange; aber es war ein äußerst wichtiger Schritt, meine Frau vorerst aus dem Verkehr zu ziehen und einen deutlichen Schnitt zu machen. Ab dem Zeitpunkt liefen vorerst alle Kontakte, Familie, Freunde, Arbeitgeber, ausschließlich über mich.

In der Klinik wurden die Medikamente schrittweise abgesetzt, um die Schwangerschaft möglichst ohne Medikamente durchzuführen. Es folgte eine lange Krankschreibung mit enger medizinischer und psychotherapeutischer Begleitung. Während dieser Psychotherapie konnte sich meine Frau den kritischen Themen öffnen. Die Schwangerschaft verlief glücklich und weitestgehend unkompliziert. Depressive Phasen gab es nicht mehr. Die letzten sechs Wochen vor dem Mutterschutz konnte meine Frau sogar mit reduzierter Stundenzahl zurück zu ihrer Arbeitsstelle kehren, was sehr wichtig für ihr Selbstvertrauen war. So wurde die folgende Zeit der Schwangerschaft für uns beide eine glückliche Zeit voller Vorfreude auf unseren Sohn.

Da wir aber von Wochenbettdepressionen gelesen hatten und durch die Vorbelastung große Sorge hatten, dass meine Frau wieder in die Depression rutscht, waren wir sehr froh, einen Termin bei Frau Prof. Rohde vor der Entbindung bekommen zu haben, bei dem wir auch vorbeugend einen Folgetermin für drei Wochen nach der Geburt ausmachten.

Die Geburt verlief problemlos und war ein unfassbarer Moment. Am Ende eines schönen entspannten Sonntages fingen abends gegen 17:30 Uhr die Wehen an und bereits um 23:14 Uhr erblickte unser Sohn im Geburtshaus das Licht der Welt.

Die ersten Tage nach der Geburt waren einfach nur von Staunen, Babypflege und Beisammensein geprägt. Circa eine Woche nach der Geburt veränderte sich jedoch die Stimmungslage meiner Frau schlagartig. Sie reagierte mit sehr großer Ungeduld auf unseren Sohn – schon bei normalem Schreien fühlte sie sich provoziert und machte dies unserem neugeborenen Sohn zum Vorwurf. Oder sie saß völlig teilnahmslos neben unserem Baby. Der Ton ihm gegenüber wurde harscher, und teilweise legte sie unseren Sohn recht unsanft zur Seite. Hinzu kamen die bekannten Wutausbrüche und Anschuldigungen, die immer in Verzweiflung, Scham und Tränen endeten. Glücklicherweise hatte ich meinen ersten Block Elternzeit im ersten Lebensmonat, sodass ich viele Situationen entschärfen konnte. Gut gemeinter Rat, wie mit einem Neugeborenen umzugehen ist, wurde als unverhältnismäßiges Einmischen in unsere Angelegenheiten hochstilisiert und endlos erörtert; eine zu laute Nachbarin regelrecht angeschrien, begleitet von Tritten gegen deren Wohnungstür. Jede Erledigungstour von mir wie Einkaufen, Anmeldung beim Standesamt oder bei der Kindergeldstelle, wurde missbilligend hingenommen – so als ob ich mir eine ganz besondere Freiheit herausnehmen würde.

Es folgte der zweite Termin bei Frau Prof. Rohde, dem ich förmlich entgegengefiebert habe. Nach einem langen Gespräch mit viel Verständnis und Anregungen wurde ein Medikament verschrieben, mit dem meine Frau weiter stillen konnte – etwas, was meiner Frau außerordentlich wichtig war. Antidepressiva brauchen allerdings immer eine gewisse Zeit, bis sie wirken.

Große Angst hatten wir beide – jeder aus seiner Perspektive – vor dem Tag, an dem ich wieder arbeiten gehen würde. Und tatsächlich folgte eine Zeit geprägt von panischen Anrufen meiner Frau und bösen Mails ins Büro, regelrechtes ›nach Hause zitieren‹. Und kaum hatte ich die Schwelle unserer Wohnung abends übertreten, wurde mir unser Sohn vorwurfsvoll »in die Hand gedrückt«. Eine völlig rast- und ruhelose Zeit für mich; gehetzt und unproduktiv während des Arbeitstages. Morgens ging ich aus dem Haus, ohne zu wissen, wie meine Frau den Tag mit unserem Sohn er-/verlebt. Es gab Momente, da hatte ich regelrecht Angst um das Leben meiner Frau und meines Sohnes. Wutausbrüche führten zur Teilverwüstung unserer Wohnung. Einmal hatte meine Frau ihre Tasche gepackt und wollte ausziehen. Sie erklärte mir, warum sie uns nicht mehr brauchen würde.

Es folgten Folgetermine bei Frau Prof. Rohde, in denen die Medikamente neu dosiert wurden. Ein Antrag auf Haushaltshilfe war erfolgreich. Und meine Frau wurde zum zeitweisen Abpumpen der Muttermilch ermutigt, sodass auch ich unseren Sohn mit der Flasche füttern konnte und meine Frau wichtige Freiräume für sich gewann.

Eine weitere Härteprüfung war, dass ich mich auf das bevorstehende Rigorosum meiner externen Promotion vorbereiten musste, das drei Monate nach der Geburt stattfand. Für meine Frau bedeutete das, dass sie in der Vorbereitungszeit schon wieder unseren Sohn übernehmen musste; für mich, dass ich nicht ruhig und befreit in der Uni-Bibliothek lernen konnte. Glücklicherweise haben wir auch das hinter uns gebracht. Es folgte ein schöner Familienurlaub am Meer.

Die Mischung von häuslicher Entlastung durch die Haushaltshilfe, Freiräume für meine Frau durch das Abpumpen der Muttermilch, medikamentöser Behandlung, regelmäßigen Arztterminen, Psychotherapie und die Entlastung von der Arbeitsstelle durch die Krankschreibung ließen meine Frau schrittweise wieder genesen. Seitdem kann sie ihre Zeit mit unserem Sohn als sehr fürsorgliche, engagierte und begeisterte Mama verbringen. Und unser Sohn dankt es ihr mit seiner Frohnatur und seinem bezaubernden Lächeln.

Ein Jahr später: Die Belastung der letzten Jahre (Depressionen meiner Frau, Geburt unseres ersten Kindes, externe Promotion und anspruchs- volle Berufstätigkeit) haben mich sehr viel Kraft gekostet. Nach dem Ab- schluss meiner Promotion und dem Überstehen der Wochenbettdepres- sionen meiner Frau fiel ich in ein Loch: traurige, gereizte und humorlose Stimmung, unmotiviert, unproduktiv und ausgelaugt. Nach einigen Mo- naten mit Medikamenten und psychotherapeutischer Begleitung ist aber auch diese Phase überstanden. Nun habe ich gerade meinen zweiten Block Elternzeit, den wir glücklich und aktiv als kleine Familie zusammen genie- ßen. Mittlerweile arbeitet meine Frau auch wieder mit reduzierten Stun- den.

An dieser Stelle möchte ich noch darauf hinweisen, dass während der de- pressiven Phasen der letzten Jahre die Korrespondenz mit Ärzten, der Krankenkasse, das Erbitten von Terminen, das Ausfüllen von Formularen und Anträgen und weitere organisatorische und alltägliche Dinge maßgeb- lich über mich laufen mussten. Damit möchte ich deutlich machen, dass eine vertraute Person in dieser Phase für die depressive Person sehr wich- tig und hilfreich ist, denn oft gehen ja Antriebslosigkeit und Scheu mit dieser Krankheit einher. Dafür ist es aber entscheidend, mit dem Thema Depressionen offen und ehrlich umzugehen, es zumindest im privaten Umfeld nicht zu leugnen und es anzugehen. Ich bin meiner Frau sehr dankbar, dass dies mit ihr möglich ist.

In den dunklen Zeiten war es für mich äußerst wichtig, bei meinen El- tern, meinem Bruder und den engsten Freunden Halt, ein offenes Ohr und Unterstützung zu erhalten. Des Weiteren gibt meiner Frau und mir Halt, auf ein sehr professionelles und hilfsbereites Netzwerk aus Medizi- nern und Psychotherapeutin vertrauen zu können.

Befürchtungen, Zweifel, Horrorvisionen – Wenn Ängste das Leben beherrschen

Bettina, 32 Jahre

Bereits vor meiner ersten Schwangerschaft hatte ich an einer generalisier- ten Angststörung gelitten und immer wieder depressive Phasen durchlitten. Unbekanntes und neue Situationen hatten in meiner gesamten Kindheit, Jugend und nun im Erwachsenenalter Furcht und Panik hervorgerufen. Da ich aber trotzdem »normal« leben wollte, fand ich für mich einen Weg, mit ihr umzugehen. So strukturierte ich beispielsweise meine Tage so durch, dass nichts Überraschendes auftreten konnte, und wenn eine Situation auf mich zukam, die ich noch nicht kannte, ging ich ihr entweder aus dem Weg oder spielte vorher alle möglichen Abläufe durch, so dass ich ihr (vermeintlich) gut »vorbereitet« gegenüber treten konnte. Leider ließ sich das auf Dauer nicht durchhalten, so dass ich mich nach einem schweren Tief, in dem ich mich nicht einmal mehr aus meinem Zimmer traute, in psychiatrische und psychotherapeutische Behandlung begab, wodurch sich die Symptome insoweit besserten, dass ich wieder ein relativ normales Leben führen konnte.

Als es mir gelungen war, mein Studium abzuschließen und eine sichere Arbeitsstelle zu finden, hatte ich mich, wie es schien, wieder gut stabilisiert. Ich war verheiratet, und der Zeitpunkt war günstig, dem schon lange währenden Kinderwunsch nachzugeben. Hierzu setzte ich zunächst das Antidepressivum ab, das ich zuvor jahrelang genommen hatte; mein behandelnder Arzt hatte dagegen nichts einzuwenden. Schon bald wurde ich schwanger und freute mich riesig, als der Test positiv war.

Die ersten drei Monate der Schwangerschaft war ich noch in einem abwartenden Stadium. Ich freute mich zwar, war jedoch auch vorsichtig in meiner Freude, da ich versuchte, sie noch nicht zu sehr zuzulassen, falls es noch »schiefgehen« sollte. Andererseits hatte ich riesige Angst vor einer Fehlgeburt, so dass ich jeden Ausfluss und jedes Ziehen im Bauch genau beobachtete und leicht Panik bekam, sobald etwas Ungewöhnliches auftrat.

Als dann die ersten drei Monate der Schwangerschaft gut überstanden waren und das Risiko sehr viel kleiner war, eine Fehlgeburt zu erleiden, konnte ich es auch endlich glauben, dass ich wirklich schwanger war und bald ein Baby bekommen würde. Auf einen Schlag wurde es wahr – und damit setzten auch die Zweifel ein, die sich erst leise anschlichen und dann sehr schnell lauter wurden. Zunächst war ich mir nicht mehr sicher, aus welchen Beweggründen ich überhaupt ein Kind wollte: War es, weil ich Mutter sein wollte oder um meinem Job, den ich nicht sonderlich mochte, zu entfliehen? Hatte ich mir eingebildet, Kinder haben zu müssen, da ich selbst aus einer kinderreichen Familie stammte? War ich überhaupt geeignet dazu, Kinder zu haben, mit meiner Vorgeschichte von Angst und Depressionen, war es nicht unverantwortlich von mir, damit Nachwuchs zu bekommen?

Gleichzeitig entwickelte ich plötzlich eine Riesenangst davor, dem Kind in meinem Bauch zu schaden bzw. dass es krank wäre. Zum Beispiel war ich immer wieder davon überzeugt, es würde behindert zur Welt kommen. Ich hatte auf das Ersttrimesterscreening verzichtet, da ich wusste, wenn ich dort Ergebnisse erhalten würde, die auch nur ansatzweise darauf hindeuteten, dass etwas nicht in Ordnung sein könnte, hätte ich für den Rest der Schwangerschaft keinen Moment Ruhe mehr gehabt. Außerdem wäre eine Abtreibung für mich z. B. bei Trisomie 21 nicht in Frage gekommen, da ich es nicht mit meinem Gewissen hätte vereinbaren können, ein sich entwickelndes Leben auszulöschen. Das Risiko einer Behinderung war verschwindend gering: In unserer Familie gab es keinerlei entsprechenden Vorerkrankungen und ich war noch nicht über 35 Jahre alt. Leider half es in den Momenten der Panik nicht, mir dies nüchtern vor Augen zu halten.

Des Weiteren entwickelte ich plötzlich eine mir völlig unbekannte Angst vor Keimen. Ich war zwar bisher kein »Dreckspatz« gewesen, jedoch hatte es mir nie etwas ausgemacht, etwa rohes Fleisch anzufassen oder im Teig zu wühlen. Plötzlich jedoch entwickelte ich eine derartige Furcht insbesondere vor den Krankheiten Toxoplasmose und Listeriose, dass ich verschiedene neue Gewohnheiten entwickelte. Meine Frauenärztin hatte mir gesagt, ich sollte auf rohes Fleisch (Mett etc.) und Rohmilch-Weichkäse verzichten. In meinem Schwangerschaftsratgeber hatte ich jedoch eine etwas erweiterte Verzichtsliste gelesen, die sich für mich noch weiter ausdehnte. So aß ich überhaupt keine Wurst mehr, nur noch Brot mit Frischkäse oder Gouda, außerdem nur komplett durchgegarte Speisen; in der Kantine z. B. verzichtete ich auf Fleisch, wenn ich mir nicht sicher sein konnte, ob es auch meinen Vorstellungen gemäß durchgebraten war. Wenn ich – was selten genug vorkam – z. B. selbst Hühnerfleisch oder Hackfleisch zubereitete, übergoss ich hinterher die Arbeitsflächen und das benutzte Kochbesteck mehrfach mit kochendem Wasser. Dummerweise fiel auch die EHEC-Aufregung in meine Schwangerschaft, so dass ich dann auch noch komplett auf frisches Gemüse verzichtete, bis ich mich letztendlich nur noch sehr einseitig ernährte.

Meine Angst vor Keimen und Krankheiten weitete sich aber noch aus und blieb nicht nur auf das Essen beschränkt. So wusch ich mir ständig die Hände: Wenn ich anderen Menschen die Hand gegeben hatte, nach dem Busfahren, nachdem ich am Kopierer war oder generell irgendwo, wo viele Menschen etwas angefasst haben könnten. Ich trug ständig eine kleine Flasche Desinfektionsmittel in der Handtasche, und wenn ich auf öffentliche Toiletten gehen musste, desinfizierte ich zunächst die Toilettenschüssel.

Als ich mit meinem Mann ein Wochenende in einem kleinen Urlaubsort in Holland am Meer verbrachte, wurde dieses Wochenende überschattet von einer andauernden Panikattacke, da ich plötzlich fest davon überzeugt war, an Zahnhalskaries erkrankt zu sein und dass dies meinem Kind schaden würde. Selbst ein Anruf bei einer befreundeten Zahnärztin brachte keine Beruhigung. In meinem Schwangerschafts-Buch hatte ich gelesen, dass übermäßige Wärme bei Föten Spina bifida hervorrufen kann; bei mir wurde aus dem »kann« ein »wird«. Und ich wurde panisch, da ich zu Beginn der Schwangerschaft einmal in einer Saunalandschaft gewesen war und einmal eine Wärmflasche auf dem Bauch gehabt hatte. Einmal verbrachte ich sogar eine Nacht im Krankenhaus, da ich mir einen Darminfekt eingefangen hatte, der völlig harmlos war und einen Krankenhausaufenthalt keineswegs rechtfertigte; meine Angst machte daraus jedoch eine unbestimmte, aber riesige Gefahr.

Und so ließe sich die Liste noch sehr viel weiter führen, da sich bei mir ständig neue Ängste entwickelten, die alle die Furcht als Basis hatten, dass meinem Kind etwas passiert. Schließlich beschloss ich, mir doch wieder Hilfe zu holen und suchte die Psychiatrie der Uniklinik Bonn auf. Dort bot man mir an, mich wieder medikamentös zu behandeln und eine stationäre Aufnahme, falls sich meine Symptome nicht bessern sollten. Diese beiden Optionen kamen für mich aber nicht in Frage: Zum einen wollte ich Medikamenteneinnahme um jeden Preis vermeiden, um meinem Kind nicht zu schaden, zum anderen wollte ich nicht stationär behandelt werden, da ich mir hierfür nicht krank genug vorkam; zudem hätte ein stationärer Aufenthalt bedeutet, dass ich Krankenhausessen zu mir hätte nehmen müssen, wovor ich wieder zu große Angst hatte. Da sich mir nach diesem Gespräch nur diese beiden Alternativen boten, beschloss ich, es alleine schaffen zu wollen.

Und tatsächlich war das dritte Trimester der Schwangerschaft weniger problematisch. Die Ängste schienen sich ein wenig zu verflüchtigen, und nun rückte die Vorbereitung auf die Geburt in den Vordergrund. Außerdem hatte ich erkannt, dass das Lesen in meinem Schwangerschaftsbuch mir mehr schadete als nutzte bzw. dass ich auch nicht, was ich zunächst öfters getan hatte, um Antworten auf meine Fragen zu erhalten, im Internet surfen durfte. Dort landete ich unweigerlich in Foren, wo andere panische Frauen ihre »halbgaren« Einträge mit zwanzig Ausrufe- oder Fragezeichen versahen und wodurch meine Ängste nur noch geschürt wurden. Meine Frauenärztin zu diesen mich umtreibenden Themen zu befragen, traute ich mich jedoch nicht, ich hatte Angst, ihr auf die Nerven zu gehen. Und irgendwie wusste ich auch, dass ich mir unnötige Sorgen machte – jedoch konnte ich sie leider nicht abstellen. Es war mir peinlich, anderen Personen außer meinem Mann und meiner Mutter von meinen Ängsten zu erzählen, zumal die Schwangerschaft, abgesehen von typischen, aber keinesfalls schlimmen Beschwerden, absolut unauffällig verlief. Insgesamt ging es aber in der letzten Zeit der Schwangerschaft für mich wieder aufwärts, auch, da das Ende absehbar war.

Als der errechnete Geburtstermin näher rückte, wurde ich immer gespannter. Jede kleinste Bewegung des Kindes, jeder Krampf und jedes Ziehen im Bauch wurde von mir genauestens registriert und gespannt beobachtet. Jedoch tat sich bis zum Termin nichts! Am Tag nach dem errechneten Geburtstermin wachte ich morgens auf und wurde nicht – wie sonst – von einem Treten in den Bauch begrüßt; auch nachts war es sehr ruhig gewesen. Zur Sicherheit rief ich in der Klinik an, wo man mich bat vorbeizukommen. Der Ultraschall bestätigte, dass das Kind sehr ruhig war, und man riet mir zur Einleitung der Geburt. Dies kam mir sehr zupass, da ich hierdurch genauer wusste, wann es losgehen würde, was meinem Kontrollbedürfnis entgegen kam. Nervös war ich vor der Geburt auch nicht wegen der körperlichen Schmerzen gewesen, die mir blühten, oder wegen der Risiken, die eine Geburt mit sich bringt. Für mich war eher die Uneinschätzbarkeit der Situation und dessen, was vor mir lag, ein Problem. Dies erledigte sich aber teilweise durch die Einleitung.

Die Geburt selbst verlief unproblematisch; die Hormontabletten wirkten recht schnell, die Wehen waren nicht schön, aber auszuhalten, und als es dann doch nicht mehr auszuhalten war, ließ ich mir eine Betäubung geben. Nach zehn Stunden Wehen war dann meine Tochter geboren.

Direkt im Anschluss an die Geburt erlebte ich, was wohl viele Frauen durchmachen: Einen Mix von Gefühlen, Freude, Erschöpfung. Ich konnte nicht glauben, dass da jetzt ein Baby war. Dann wieder die Sorge, ob alles vollständig und gesund war, aber wie sich herausstellte, war auf den ersten Blick alles gut! Die Befürchtung, meine Tochter sei behindert, hatte sich (natürlich) nicht bewahrheitet. Meine Tochter wurde abends gegen halb sieben geboren, gegen 22 Uhr musste mich mein Mann für die Nacht verlassen, und die erste Nacht als Mutter stand mir bevor. Meine Tochter wurde ins Neugeborenenzimmer gebracht, um mir etwas Schlaf zu verschaffen. Daran war aber in dieser Nacht nicht zu denken, da sich vor meinem inneren Auge die Geburt wieder und wieder abspielte.

Leider kam ich in den folgenden Nächten auch nicht zum Schlafen. Am ersten Tag nach der Geburt setzten bereits wieder Ängste ein, diesmal aber noch schlimmer als zuvor. Eine davon war, dass meine Tochter ersticken könnte oder einfach aufhört zu atmen; während sie neben mir seelenruhig schlief, leuchtete ich sie alle paar Minuten mit meinem Handy an, um zu überprüfen, ob sie noch am Leben war. Diese Angst sollte mich auch in den nächsten Monaten noch weiter begleiten und ließ erst nach, als sie ca. vier Monate alt war. Des Weiteren hatte ich große Sorge, dass sie nicht genug trinken würde bzw. dass ich nicht in der Lage sein würde, sie zu versorgen. In den ersten 48 Stunden nach der Geburt wollte sie nichts zu sich nehmen, sie war noch sehr erschöpft und hatte außerdem sehr viel Fruchtwasser geschluckt, das sie nach und nach erbrach. Nach dieser Zeit gaben wir ihr ein wenig Fertignahrung; mit dem Stillen wollte es leider nicht so recht klappen, sie saugte nicht fest genug an der Brust.

Nach ein paar Tagen, wir waren schon aus dem Krankenhaus nach Hause gegangen, folgte dann eine Episode, in der sie 72 Stunden lang schlief, praktisch nicht aufwachte und wir ihr nur mit Mühe wenig abgepumpte Muttermilch einflößen konnten. Wie sich herausstellte, ist dies für Babys in der ersten Lebenswoche nicht ungewöhnlich und es gab sich dann auch wieder. Dieses Erlebnis hatte sich jedoch bei mir so fest verankert, dass meine Angst, meine Tochter könnte nicht genug versorgt werden, noch potenziert wurde. Danach wuchs sich das Protokollieren der Trinkmenge geradezu zu einer Obsession aus, und wenn meine Tochter sich nach mehreren Stunden ohne Nahrungsaufnahme nicht meldete, wurde ich sehr nervös. Ich hatte Angst, dass sie ihren Hunger »vergessen« könnte.

In der ersten Woche nach der Geburt schlief ich überhaupt nicht. Es gelang
mir nicht, Ruhe zu finden, ich war zu aufgewühlt und angespannt. Zudem
fiel es mir sehr schwer, »auf Kommando« zu schlafen, d. h. die Pausen zu
nutzen, die das Baby mir zugestand, in denen sie gerade keinen Hunger
hatte. Erst nach einer Woche, als ich schon sehr erschöpft war, holte sich
mein Körper den dringend benötigten Schlaf. Die Erschöpfung hielt aber
an, ich wurde immer antriebsloser, weinte ohne Grund, kam aus dem Grübeln nicht mehr heraus, fühlte eine immer größer werdende innere Leere
und sah keine Hoffnung am Horizont. Kleine Dinge, wie z. B. Fläschchen
spülen, wurden zu riesigen Aufgaben und Hindernissen. Ich vergaß Namen, Worte, Handgriffe, konnte mich kaum noch konzentrieren. Diesen
Zustand kannte ich bereits aus meinen depressiven Phasen, so dass ich
bald ahnte, dass meine niedergedrückte Stimmung nicht nur mit einem
»Baby-Blues« zu erklären war. Besonders schlimm für mich waren aber
die Gedanken, die damit zu tun hatten, dass meinem Baby etwas zusto-
ßen könnte und dass ich, im schlimmsten Falle unbewusst, daran schuld
war. So überfiel mich z. B. eine Riesenpanik, als ich einmal meinte, die Fer-
tigmilch falsch angerührt zu haben, da ich kurz nach dem Mischen nicht
mehr wusste, wie viele Löffel Pulver ich in wie viel Wasser aufgelöst hatte
– ich war überzeugt davon, die Mischung wäre falsch und meiner Tochter
würde dadurch etwas passieren. Ich war auch nicht zu beruhigen – mein
Mann, meine Mutter und meine Nachsorgehebamme waren nicht in der
Lage, mir diese Sorgen zu nehmen.

Ich befand mich in einem ständigen Zwiespalt. Einerseits wollte ich eine
gute Mutter sein und mich voll um meine Tochter kümmern, andererseits
war es mir aber oft nicht möglich, da es mir zu schlecht ging. Einerseits
war ich total begeistert von diesem kleinen Menschlein und liebte es von
ganzem Herzen, konnte andererseits diesen Zustand aber nicht genießen.
Nachts lag ich stundenlang wach und grübelte über die Zukunft nach, darüber, wie es würde, wenn meine Tochter älter würde. Und dass der Spruch
»kleine Kinder, kleine Sorgen, große Kinder, große Sorgen« möglicherweise wahr sein könnte; ich fühlte mich jedoch von dem winzigen Neugeborenen bereits total überfordert. Zudem war dies die erste Situation in
meinem Leben, bei der es keine »Reißleine« gab. Bisher hätte ich immer
einen Ausweg gehabt: Falls mein Studium mir nicht gefallen hätte, hätte
ich etwas anderes studieren können; wenn es mir in einer Stadt nicht ge-
fällt, ziehe ich eben woanders hin etc. Ein Kind hat man jedoch für im-

mer, und dass es hier keinen Ausweg gab, keinen »Plan B«, bereitete mir plötzlich große Angst. Auch meine Methode, den Tagen zu begegnen, indem ich sie mir genau durchstrukturierte, funktionierte nun nicht mehr. Ich war nicht mehr selbstbestimmt, sondern musste mich dem Rhythmus des Kindes anpassen, was mir ungemein schwer fiel, da alles, was von meiner Vorstellung, wie es sein sollte, abwich, mich ungemein verunsicherte.

Es kamen immer weitere Ängste hinzu, ich fürchtete mich z. B. davor, mit dem Baby das Haus zu verlassen und gar Bus zu fahren, generell davor, mit ihr in die Öffentlichkeit zu gehen. Und selbst wenn ich Erfolgserlebnisse hatte (z. B. klappte die erste Busfahrt super), war es mir nicht möglich, dieses Positive zu sehen, sondern ich suchte mir sofort das nächste »Haar in der Suppe«.

Mir war klar, dass ich Hilfe brauchte, und glücklicherweise war meine Hemmschwelle durch meine Vorgeschichte nicht mehr so hoch, sie auch zu suchen. Ich hatte zwar die Befürchtung, ich würde ausgelacht werden und man würde mir sagen, es ginge allen Müttern so und ich solle mich nicht so anstellen. Jedoch gab mir die Tatsache, dass auch meine Nachsorgehebamme mir dazu riet, Hilfe zu suchen, den letzten Anstoß. Und mittlerweile geht es mir dank Antidepressiva und Psychotherapie wieder besser! Ich habe gelernt, woher meine Unsicherheiten rühren, was schon eine riesige Erkenntnis ist. Sie auszuräumen wird noch eine Weile dauern, aber dies beeinträchtigt zumindest den Umgang mit meiner Tochter nicht mehr in dem Maße wie am Anfang. Und ich kann es tatsächlich genießen, Mutter zu sein!

Wenn das Stillen zur Qual wird

Sabine, 33 Jahre

Das war wohl die schönste Nachricht der Welt. Wir bekommen ein Kind! Nach Monaten des Wartens und vielen Gängen zu einer speziellen Kinderwunschklinik wurde ich doch »spontan« schwanger.

Die Schwangerschaft verlief völlig problemlos. Unser Sohn kam schließlich kerngesund und propper auf die Welt. Die Geburt verlief normal, aber

die Schmerzen waren für mich schon einmal der erste Auslöser, mich zu
fragen: »Wie kann ein Kind mir solche Schmerzen bereiten!?«

Die ersten Tage mit Kind waren sehr anstrengend. Obwohl ich viel gele-
gen habe, um mich zu entspannen, war es für mich schwierig, diese Situation zu bewältigen. Unser Sohn war von Anfang an ein sehr unruhiges
Kind, das spätestens alle eineinhalb bis zwei Stunden an die Brust wollte.
Ich kam irgendwann kaum noch zum Essen, weil er immer dann schrie,
wenn ich die Gabel zum Essen in die Hand nahm. Schließlich verdammte
ich das Stillen und dachte daran, es aufzugeben. Die Kommentare von
außen bestätigten mir jedoch immer wieder, wie wichtig das Stillen für
das Baby wäre. Also hielt ich tapfer durch! Nach drei Monaten hatte ich 15
Kilogramm Gewicht verloren, stand immer unter Strom, aber dachte mir:
»Och, eigentlich ist ja alles gut!« Wir Mütter des Geburtsvorbereitungskurses besuchten zu dieser Zeit ein »Stillcafe«. Ich erzählte den Frauen, dass
ich immer noch so müde und wahnsinnig ausgelaugt wäre; ob das noch
von der Geburt herrühren könnte? Keine hatte ähnliche Symptome wie ich.

Hinzu kam das extrem starke Schwitzen in der Nacht. Wir hatten tiefsten
Winter, und ich lag mit Sommerbekleidung im Bett. Unsere Stillberaterin
kam auf mich zu und sagte: »Sabine, ich glaube, Du könntest eine postpartale Depression entwickelt haben!«

Zuerst einmal schaute ich sie an und war etwas verdutzt.
Depression? Nein, so fühlte ich mich nicht!
Ich versprach ihr aber, nach dem Wochenende sofort meinen Hausarzt
aufzusuchen.

Dann kam die Nacht von Samstag auf Sonntag. Ich wurde wach, war
schweißgebadet, aber trotz allem eiskalt. Ich hatte Angst! Angst davor, dass
mein Baby jede Minute wach würde, um wieder zu trinken. Angst vor dem
nächsten Augenblick, in dem ich das alles nicht mehr schaffen würde..!
Panisch und mit Herzrasen weckte ich meinen Mann, dem ich berichtete,
was mit mir los war. Er tröstete mich und sagte: »Na, der Schlaf fehlt Dir
wohl. Entspann Dich etwas, morgen sieht die Welt wieder besser aus!«

Ich weinte. Was war mit mir geschehen? Ich rollte mich unter meiner Decke ein und wollte nur noch ein »kleines« Mädchen sein. Keinen Ehe-

mann und keinen Säugling haben. Nicht erwachsen sein. Ich wollte bloß in meinem Kinderbett bei meinen Eltern zu Hause liegen, beschützt und behütet.

Die nächsten Stunden vergingen wie im Zeitraffer. Mein Baby brauchte dringend seine Mama, doch ich sah das Kind vor mir liegen und hatte das Gefühl, es ersticken zu müssen. Zwangsgedanken! Wenn unser Sohn mich anlächelte, dachte ich mir: »Du blödes Kind; was lächelst Du mich an!?« Im nächsten Augenblick hätte ich weinen können, weil ich überhaupt solche Gedanken hatte, die ich nie in die Tat umsetzen würde.

Den Montag darauf rief ich völlig aufgelöst bei meiner Hebamme an, die mir dann eine Adresse gab, wo ich mich hinwenden konnte. Das tat ich auch sofort und bekam noch am selben Tag einen Termin bei der Spezialistin. Sie beruhigte mich erst einmal und erklärte mir, was genau mit mir los sei. Im zweiten Schritt legte sie mir nahe, sofort abzustillen, weil ich Medikamente nehmen sollte und diese in die Muttermilch übergingen. Noch am selben Abend hat mein Sohn sein erstes Fläschchen bekommen, was er zum Glück sehr gut annahm. Ab diesem Zeitpunkt wusste ich, dass sich in meinem Leben wieder etwa zum Positiven wendet.

Trotz der Medikamente war das erste halbe Jahr nach der Diagnose eine extrem schwere Zeit. Es ging zwar langsam aufwärts, doch die versprochene »vollständige Besserung« trat nicht ein. Ich wusste ja, dass es einige Wochen dauern kann, bis die Medikamente ihre volle Wirkung erzielen würden. Trotzdem:

Was war bloß los mit mir?
Wo war meine anfängliche Euphorie geblieben?
Ich, die immer drei Kinder haben wollte…
Wie konnte mir so etwas passieren!?
Der Schmerz überrollte mich wie eine dunkle Welle.

Monatelang wurde ich von der Spezialistin begleitet, aber es kam der Punkt, an dem ich nicht mehr weiter kam. Auf Anraten einer Bekannten bat ich um einen Termin bei Frau Prof. Dr. Rohde. Ich schilderte ihr meinen bisherigen Krankheitsverlauf. Es war ein absolut gutes und fruchtbares Gespräch, in dessen Verlauf sich mir neue Perspektiven eröffneten.

In den nächste Wochen ging es mir stetig besser. Ich bekam meinen Haushalt wieder in den Griff und fühlte mich nach langer Zeit mal wieder richtig gut! Und zwar trotz einiger sehr belastender Ereignisse in der Familie.

Als unser Sohn kurz vor seinem dritten Lebensjahr in den Kindergarten ging, erhielt ich die Chance, dort in der Küche sechs Wochen die Köchin zu vertreten, als diese kurzfristig ausfiel. Ich kochte mit »Liebe und Leidenschaft« für sehr viele Kinder und Betreuerinnen das Mittagessen. In dieser Zeit »blühte« ich richtig auf. Zusätzlich zu meinem »Job« besuchte ich in dieser Zeit regelmäßig einen Fitnessclub und nahm innerhalb einiger Wochen fast 14 Kilo ab.

Jetzt fühlte ich mich bereit für ein zweites Kind!

Verhütet hatten wir bis dahin sowieso nicht, aber nun wollten wir es wirklich angehen. Mit Hilfe der Eisprungspritze klappte es endlich wieder mit der Schwangerschaft. Wir waren selig, aber das Glück hielt nur wenige Wochen an. Wir verloren unser Kind. Ein erneuter Tiefschlag..!

Ich dachte, dass ich es soweit gut verkraftet hätte, aber dann kam einige Monate später der »große Knall«. Ich war daheim, als ich eine so massive Panikattacke erlebte, dass mein Mann den Notarzt rufen musste. Auf Anraten von Frau Prof. Rohde suchte ich mir eine Neurologin und habe auch eine ganz tolle gefunden. Sie besprach mit mir die Dosierung der Medikamente, die wohl erhöht werden mussten.

Das Ganze ist nun ein halbes Jahr her, und es geht mir jetzt wieder sehr gut. Trotz vieler unglücklicher Umstände, die sich immer noch durch unser Leben ziehen, genieße ich nun jeden Tag. Meine kleine Familie gibt mir Halt und die notwendige Kraft, den Alltag zu meistern. Unser »Kleiner« besucht zwischenzeitlich, nachdem in dem alten, anfänglich »tollen« Kindergarten leider nichts mehr so ist, wie es war, einen neuen Kindergarten.

Es ist für alle ein kleiner Neuanfang. Und zum Neuanfang darf eines nicht fehlen: Es hat mich gerade in den Bauch geboxt! Weihnachten werden wir zu viert sein!

Und NEIN, ich habe keine Angst, das sich die Depressionen wiederholen werden!

Ich habe Gottvertrauen und sehe positiv in die Zukunft.

Ich bin mittlerweile stark genug, alles zu schaffen, was das Leben mir noch an Aufgaben stellt. Auch wenn man denkt, »nun ist alles aus«, gibt es IMMER einen Ausweg.

Man darf nicht immer nur drauf hoffen, das sich die geschlossene Tür endlich öffnet: Denn dann sieht man vielleicht nicht, dass es die Tür nebenan ist, die aufgeht, und einem zwar eine andere, aber doch wundervolle Alternativen bietet.

Von der traumhaften Schwangerschaft zum Albtraum mit Baby

Katarina, 36 Jahre

Es war an einem Oktobermorgen, als meine Wehen einsetzten. Eine traumhafte Schwangerschaft wie aus dem Bilderbuch lag hinter mir, und ich freute mich, dass es endlich losging.

Als wir auf den Klinikparkplatz fuhren, bekam ich den ersten Anflug einer leichten Panik. Ich dachte »Mein Gott, wenn Du hier reingehst, dann ist dein Leben vorbei«. Diese Panik wuchs mit jedem Schritt in Richtung Kreißsaal. Die Freude war verschwunden. Ich hatte unsägliche Schmerzen, die zu diesem Zeitpunkt die Panik in den Hintergrund rückten.

Nach der Aufnahme im Kreißsaal ging alles sehr schnell. Die Wehen wurden immer stärker, und mir wurde aus Sicht der Ärzte dringend zu einer PDA geraten.

In der Austreibungsphase stieg die Aktivität der Ärzte auf einmal drastisch, und mir wurde gesagt, ich solle keine Panik bekommen, man würde mein Kind jetzt mit der Saugglocke holen. Ab diesem Zeitpunkt betrachtete ich die ganze Szene wie einen Film.

Irgendwann wurde unser Sohn geholt, und man legte ihn auf meinen Bauch. Ich fühlte nichts mehr, nur noch eine unsagbare Leere. Ich dachte »Nehmt dieses Kind da weg. Ich will das nicht!«.

Wo war die Freude, die einem prognostiziert wird? Jeder sagt im Vorfeld, nach der Geburt sei alles vergessen. Bei mir war es nicht so! Im Krankenzimmer fragte ich das erste Mal vorsichtig eine Hebamme. Ich sagte »Entschuldigen Sie, aber wann kommt genau das Mutterglück? Wann kommt diese Freude? Ich spüre nichts«. Die Antwort lautete: »Keine Mutter spürt Mutterglück sofort. Das gibt es nur im Märchen. Das dauert ein paar Tage«.

Ich hatte mit der Geburt meine Freude und Antriebskraft verloren. Ich hatte keine Lust, Freunde und Familie über die Geburt zu informieren, wollte keinen Besuch, und ich wollte nicht alleine sein. Mein Mann blieb auch die Nächte über im Krankenhaus.

Jeden Morgen, wenn ich die Augen öffnete, fragte ich mich, ob ich endlich Mutterglück spüren würde. Tat ich aber nicht, die Leere breitete sich noch weiter aus.

Am Tag meiner Entlassung fragte ich noch einmal vorsichtig bei der Hebamme im Krankenhaus nach, ob es normal sei, dass ich kein Mutterglück spüre. Sie erwiderte mir, »Ach das dauert immer etwas. Aber glauben Sie mir, ich sehe, dass Sie glücklich sind«.

Ich fragte mich wirklich, ob es das gewesen ist. War das Mutterglück, diese Leere, oder war bei mir etwas anders als bei anderen Müttern? Hatte ich mir da etwas vorgestellt, was es so gar nicht gab?

Wir wurden entlassen. Ich fühlte mich elend, leer und verlassen. In den vier Tagen Krankenhaus hatte ich bis auf drei Kilo mein Gewicht von vor der Schwangerschaft wieder erreicht. Ich war müde.

Ich akzeptierte, dass anscheinend diese Leere irgendwie normal sei, und erzählte niemandem mehr, wie ich mich fühlte. Meine Hebamme, die mich zu Hause betreute, erzählte mir bei jedem Besuch von ihren Problemen und sagte mir jedes Mal, wie perfekt bei mir doch alles sei.

Wenn ich meinen Sohn stillte, starrte ich mit leeren Augen an die Wohnzimmerwand und fragte mich, was so toll am Stillen sein soll. Ich ging stundenlang mit dem Kinderwagen durch den Wald. Wenn unser Sohn abends in seinem Bett lag und schlief, war dies der einzige Augenblick am Tag, an dem ich eine wirklich tiefe Liebe empfand und mich wieder als Mensch fühlte. Dieses Gefühl verflog aber sofort, wenn er wach wurde.

Die Nächte wurden immer kürzer, da das Stillen besonders nachts zur Tortur wurde. Der Kleine kam im Stundenrhythmus, und ich bekam überhaupt keinen Schlaf mehr. Ich bat meine Hebamme darum, mir beim Abstillen zu helfen. Zunächst diskutierte sie stundenlang mit mir, dass Stillen aber das Beste für das Kind sei und ich doch versuchen sollte, mindestens die drei Monate zu komplettieren. Mein Mann besorgte mir eine Milchpumpe in der Apotheke. Nun saß ich laufend auf dem Sofa, um die Muttermilch abzupumpen, und fühlte mich noch erniedrigter und erbärmlicher als zuvor. Nach 7 Tagen sprach ich erneut mit meiner Hebamme und sagte ihr, ich könne nicht mehr.

Sie schrieb mir einen Plan zum Abstillen, der in einer starken Brustentzündung endete.

Nachdem mein Mann bei ihr angerufen hatte, kam sie vorbei und sagte, sie sei bei Kollegen im Krankenhaus gewesen und habe mir ein Medikament mitgebracht, Bromocriptin. Sie sagte, ich solle mit einer viertel Tablette beginnen und mal schauen, wie ich reagiere. Ich nahm die Tablette kurz bevor ich abends zu Bett gehen wollte.

Ich erinnere mich dann nur noch daran, dass ich in meinem Bett wieder aufwachte. Mein Kreislauf war im Badezimmer zusammengebrochen, und mein Mann hatte mich gerade noch aufgefangen. Diese Nacht wurde zu einem Albtraum. Ich wachte in der Nacht auf und sah einen schwarzen Mann neben meinem Bett stehen. Ich hatte panische Angst und konnte nichts tun. Ich konnte mich nicht bewegen, ich konnte nicht schreien – ich lag nur da und schaute ihn an und er mich. Immer wieder schlief ich kurz ein und erwachte bald darauf wieder. Als ich morgens wach wurde, war ich heilfroh, dass es hell war und der Mann verschwunden war.

Ich musste die Tabletten weiter regelmäßig nehmen, damit die Milchproduktion gestoppt wurde. Immer wieder ein Viertel der Tablette. Ich nahm die Tabletten sitzend im Bett, da mein Kreislauf regelmäßig versagte. Der Alptraum der ersten Nacht wiederholte sich jede Nacht, und ich hatte Angst vor dem Einschlafen. Ich sagte meinem Mann, er solle in meiner Nähe bleiben, weil ich Angst hatte, ich würde mich aus dem Fenster stürzen. Neben den nächtlichen Halluzinationen hatte ich tagsüber mit einer schweren Übelkeit zu kämpfen. Nach drei Tagen brachte mich mein Mann zu meiner Frauenärztin, die mir sagte, dass viele Frauen sehr schlecht auf Bromocriptin reagieren würden. Es gebe aber leider keine Alternative.

Nach einer Woche hatte ich keine Muttermilch mehr und konnte das Medikament absetzten. Ich war allerdings nur noch ein Schatten meiner selbst. Die Bindung zu meinem Sohn hatte sich nicht verbessert, aber ich ging davon aus, dass das normal sei. Ich stand jeden Morgen auf und freute mich schon auf den Abend, damit ich mich in meinem Bett verkriechen konnte.

Ich stürzte mich wieder in meine Arbeit als Führungskraft in einem Unternehmen. Für mich war es leichter, 50 oder 60 Stunden die Woche zu arbeiten, als zu Hause zu sein. Ich flüchtete regelrecht in die Arbeit. Um unseren Sohn kümmerte sich tagsüber ein Kindermädchen. Mir schien das »normal« zu sein, da ich selbst auch mit einem großgeworden war.

Ich ging davon aus, dass mit der Zeit meine Lebensfreude irgendwie wieder zurückkommen würde. Nach ein paar Monaten bemerkte ich aber meine stetig wachsende Erschöpfung, ich hatte täglich mit Durchfall und Übelkeit zu kämpfen. Nach ein paar Monaten traten die ersten Panikattacken auf. Ich brach an Flughäfen erschöpft zusammen, verlor an Gewicht und verbrachte die Wochenenden kraftlos und müde auf dem Sofa oder im Bett. Tränen konnte ich in der gesamten Zeit nicht vergießen. Meine Gefühle waren einfach weg. Ich war immer weniger in der Lage, mich vernünftig um meinen Sohn zu kümmern. Mein Mann kümmerte sich aufopferungsvoll um uns beide.

Ich stand jeden Morgen wieder auf und versuchte es aufs Neue. Ich war mir sicher, dass irgendwann diese Erschöpfung und auch Leere aufhören würden.

Wenn ich eine meiner freien Zeit mal mit meinem Sohn auf den Spielplatz ging, beobachtete ich immer voller Neid die anderen Mütter. Sie schienen so gelöst, so glücklich. Es schien ihnen allen so leicht zu fallen, sich um ihre Kinder zu kümmern. Warum war es nur für mich so anstrengend?

Meine Erschöpfung wurde immer schlimmer, und es häuften sich auch die körperlichen Symptome. Heiligabend brach ich bei meinen Eltern zu Hause völlig zusammen. Ich hatte keinen Hunger mehr und konnte nur noch mit größter Mühe trinken. Ich wollte und konnte nicht mehr. So kam es, dass ich am ersten Weihnachtstag in eine psychosomatische Klinik kam. Mein Mann hatte mir dort notfallmäßig einen Platz besorgt, und ich war überglücklich. Endlich kümmerte sich jemand um mich!

Die erste Diagnose lautete »Akuter Burnout«. Nach einigen Wochen in der Klinik und intensiven Gesprächen stellte sich heraus, dass ich seit der Geburt meines Sohnes unter einer sehr starken postportalen Depression litt, die bis dahin völlig unentdeckt geblieben war.

Mit dieser Diagnose änderte sich mein Leben. Denn alles, was ich bis dahin erlebt hatte, bekam endlich einen Namen, ein Gesicht. Ich setzte mich zum ersten Mal mit mir und meinem bisherigen Leben auseinander und lernte, dass ein Leben mit Baby nicht planbar und nicht vorhersehbar ist. Zudem lernte ich, auf mich Acht zu geben und mich um mich zu kümmern sowie auf die Signale meines Körpers zu hören.

Nach dreieinhalbmonatigem Klinikaufenthalt wurde ich entlassen und ambulant von Ärzten und einer Psychotherapeutin zweimal wöchentlich betreut. Ich wurde auf ein Antidepressivum eingestellt und strukturierte mein Leben neu. Unser Sohn kam vormittags zu einer Tagesmutter, damit ich mich an den Vormittagen ausruhen und mich um mich kümmern konnte. Nach dem Mittagsschlaf holte ich unseren Sohn ab und verbrachte die Nachmittage mit ihm zusammen. Es ging stetig bergauf. Auch meine Gefühle für ihn wurden immer intensiver. Natürlich gab es immer mal wieder ein paar kleine Rückschläge oder mir ging es nicht so gut, aber es war kein Vergleich mehr zu vorher.

Mein Arbeitgeber und ich trennten uns, und ich konzentrierte mich auf meine Genesung und meine Familie. Gemeinsam trafen mein Mann und ich etwa zwei Jahre nach meinem Zusammenbruch die Entscheidung, in eine andere Stadt zu ziehen. Seitdem genießen wir das Leben und unsere kleine Familie. Mein Sohn ist das wundervollste, was mir je passiert ist, und ich liebe ihn mehr als alles andere auf der Welt. Mittlerweile planen wir ein Geschwisterchen für unseren Sohn...

Auch körperliche Beschwerden stehen manchmal im Vordergrund

Verena, 35 Jahre

Nach der Geburt war ich völlig am Ende, die Dammnarbe schmerzte total, ich konnte durch den Eingriff (Zange) kaum gehen, und das Kind schrie ständig. Zur gleichen Zeit zogen wir in unser Eigenheim um, was auch enorm stressig war. Ich wusste gar nicht, mit meinen Gefühlen umzugehen, denn ich liebte dieses Kind mehr als alles andere. Aber das Schreien machte mich wahnsinnig. Ich konnte mich nicht mehr verstehen: Ich hatte einen Mann, der mich liebte, unser Wunschkind war auf der Welt, und ein schönes Haus hatten wir auch. Hinzu kam, dass man von jungen Müttern erwartet, sie müssten ständig und immer nur so vor Glück strahlen! Aber genau das konnte ich nicht, das Gegenteil war der Fall. Ich hatte das Gefühl, nichts richtig machen zu können. Ich fand keinen Schlaf und fühlte mich immer traurig. Sah ich in das Gesicht meines Sohnes, schämte ich mich dafür, dass ich nicht glücklich war. Aber ich liebte ihn doch so!

Nach einiger Zeit fing es an, im Genitalbereich zu jucken. Ich dachte zuerst an einen Pilz und wurde auch dagegen behandelt. Nur wurde es nicht besser. Ich lief von einem Arzt zum anderen, aber es wurde und wurde nicht besser. Ich weiß gar nicht, bei wie vielen Ärzten ich war. Schließlich hatte ich eine riesige Kiste voller Salben und Cremes, die alle nichts bewirkten. Von außen kamen Bemerkungen, wie: »Das bildest du dir ein, ihr habt doch alles, wieso kannst du nicht mit dem, was du hast, zufrieden sein...«. Meine Verzweiflung wurde immer größer. Ich hatte ständig Kopfschmerzen, einen Hörsturz, vereiterte Nebenhöhlen....Kurz gesagt, ich war immer krank!

Nach drei Jahren ständiger Lauferei war ich es satt und so am Ende, dass ich beschloss, in die Uniklinik zu fahren. Entweder würden sie mir dort auch sagen, ich bilde mir das ein, oder ich würde endlich Hilfe bekommen. Es war sozusagen mein letzter Versuch. Ich ging in die Gynäkologie und wurde dort eingehend untersucht. Die Ärztin fragte mich nach der Geburt und deren Verlauf und wollte mich daraufhin zur Gynäkologischen Psychosomatik im selben Haus schicken: Ich war total entsetzt und dachte erst »Da gehe ich nicht hin«. Wahrscheinlich sah mir das die Ärztin an und meinte: «Gehen Sie sofort hoch und vereinbaren dort einen Termin.« Ich war hin- und her gerissen. Aber letztendlich dachte ich »Schlimmer kann es eh nicht mehr werden«.

Endlich wurde mir geholfen! Ich hatte mehrere Gespräche und wurde auf Antidepressiva eingestellt. Schon nach kurzer Zeit verschwand der Juckreiz. Ich fühlte mich endlich wieder normal, obwohl ich der Einnahme von Antidepressiva sehr skeptisch gegenüberstand. Doch bald war ich wieder leistungsfähig, konnte den Alltag mit meinem autistischen Sohn (die Diagnose kam etwa zur gleichen Zeit) viel leichter bewältigen. Ich zweifelte nicht mehr so stark an mir. Ich ging wieder arbeiten und war voller Motivation. Sogar eine Selbsthilfegruppe für Familien mit autistischen Kindern gründete ich nach einiger Zeit mit einer Freundin.

Mittlerweile, 10 Jahre später, habe ich meinen zweiten Sohn zur Welt gebracht! Ob er autistisch ist, kann man noch nicht wissen, und diese Angst wird wohl erst einmal bleiben. Aber ich habe mir schon in der Schwangerschaft Hilfe bei Frau Dr. Rohde geholt.

Die Ängste vor der Geburt und einer Wochenbettdepression waren sehr stark. Die Geburt lief besser als erwartet. Dadurch, dass ich schon während der Schwangerschaft auf ein Medikament eingestellt wurde, mit dem ich sogar stillen konnte, geht es mir gut. Wenn manchmal die Angst vor der Depression siegte, konnte ich mit Frau Professor Rohde in Kontakt treten. Sie erklärte mir, dass gewisse Stimmungsschwankungen im Wochenbett normal sind. Als es wieder etwas schlimmer wurde, haben wir die Medikamente anpasst, und es ging mir bald besser. Jeden Tag wartete ich auf den Juckreiz, aber er blieb aus!

Ich bin so glücklich, dass ich Hilfe bekommen habe, denn sonst hätte ich weder meinen zweiten Sohn, der übrigens total entzückend ist, noch hätte ich das Vertrauen in meine Gefühle und Empfindungen zurückerlangt.

Und die Sicht des Partners, Holger, 38 Jahre

Schon während der Schwangerschaft bemerkte ich, dass Verena oft schlecht gelaunt war. Sie weinte öfters, zweifelte an sich selbst und wollte immer überall dabei sein, obwohl sie eigentlich Ruhe gebraucht hätte.

Während der Geburt war alles sehr extrem, sie lag lange in den Wehen, und die Geburt an sich dauerte viel länger als man es sich vorgestellt hatte. Das Baby wurde mit der Zange geholt. Dadurch, dass sich die Sonde von seinem Köpfchen löste, dachten wir aufgrund der fehlenden Herztöne, das Kind sei tot. Dann wollten die Ärzte auch noch, dass ich die Nabelschnur durchtrennte. Gott sei Dank ging es dem Kind gut, und die Ärzte meinten, dass alles in Ordnung wäre!

Nach der Geburt hatten wir äußerst viel Stress, da wir in unser Eigenheim umgezogen sind. In dieser Zeit ging gar nichts mehr. Stillen war unmöglich, das Kind schrie nur, und am Haus war noch so viel zu tun. Verena war total am Ende. Irgendwann erzählte mir sie mir, dass es sie im Genitalbereich jucke. Dies habe ich als vollkommen normal abgetan (wegen Binde, Wochenfluss usw....). Verena hörte einfach nicht auf, mir davon zu erzählen. Sie wollte unbedingt zum Arzt, obwohl ich es für Quatsch hielt. Und siehe da, wie ich gesagt hatte, meinten alle Ärzte, die sie aufsuchte, es sei ein Pilz. Verena war aber der Überzeugung, es sei kein Pilz, sondern etwas anderes. Ihre Stimmung wurde immer immer schlechter! Dadurch, dass sie mit sich und dem Kleinen nicht klar kam, habe ich mir des öfteren Urlaub genommen. Nach einiger Zeit fragte mein Chef mich schon, warum meine Frau das nicht selbst hinbekommen würde. Zwischendurch gab es mal einen älteren Arzt, der Verena den Rat gab, sie sollte eventuell mal einen Psychologen aufsuchen. Aber da Verena an manchen Tagen ganz gut drauf war, dachte ich, solche Menschen wie sie »gehören nicht in eine Anstalt«.

Irgendwann nach langer Zeit, sehr vielen Tränen und einer Fast-Scheidung fuhren wir (immer noch Juckreiz im Genitalbereich) nach langer Verzweiflung zur Unifrauenklinik Bonn. Hier schickte man Verena in die Gynäkologische Psychosomatik. Es wurde nach einem eingehenden Gespräch festgestellt, dass Verena nicht »irre« ist und sich den Juckreiz einbildet, sondern dass sie nach der Geburt an einer Wochenbettdepression litt und die Symptome in diesem Zusammenhang aufgetreten sind. Zusätzlich wurde ein ausgeprägtes Prämenstruelles Syndrom festgestellt. Frau Professor Dr. Rohde empfahl Verena die Einnahme von Antidepressiva. Ich habe bei diesem Wort sofort an Psychopathen gedacht und meiner Frau davon strikt abgeraten. Aber da Verena echt am Ende war und an einer Panikattacke bald kaputt gegangen wäre, blieb uns meines Erachtens nichts anderes übrig.

Fazit: Wäre ich noch einmal in so einer Situation, würde ich dieses Mal keine drei Jahre warten, sondern mir sofort Hilfe holen. Heutzutage empfinde ich es nicht mehr als schlimm, wenn Menschen auf solche doch einfachen Medikamente zurückgreifen.

Zehn Jahre später, ging es Verena so gut, dass wir uns entschlossen haben, ein zweites Kind zu bekommen. Dadurch, dass die erste Geburt eine reine Tortur gewesen war, hatten wir beide sehr große Angst, dass auch die zweite Geburt wieder so ablaufen würde. Diesmal holten wir uns schon während der Schwangerschaft Hilfe bei Frau Professor Dr. Rohde. Diese hat uns dann erklärt, dass es auch unter Antidepressiva möglich sei, eine normale Schwangerschaft und Geburt zu erleben. Das war, wie wir feststellen konnten, auch der Fall. Danach waren natürlich Ängste vor einer Wochenbettdepression vorhanden. Und tatsächlich gab es nach der Geburt einige Stimmungsschwankungen und depressive Momente. Aber lange nicht mehr so schlimm, wie beim ersten Kind. Nun wissen wir, dass es professionelle Hilfe gibt und dass wir diese jederzeit in Anspruch nehmen können und werden. Es ist wirklich schade, dass es Menschen gibt, die genauso unwissend sind, wie ich es war.

Ein weiter Weg, um Hilfe zu finden

Claudia, 43 Jahre

Ich war schon einige Jahre verheiratet und mein Mann und ich konnten es uns vorstellen, Kinder zu bekommen, waren jedoch nicht darauf fixiert. Nie wurde ich jedoch spontan schwanger, obwohl wir zeitweise keine Verhütung betrieben. Nach einer notfallmäßigen Aufnahme in der Frauenklinik wurde eine Endometriose festgestellt; beide Eileiter waren verschlossen. Danach erfuhr ich, wie unwahrscheinlich es sei, dass in »meinem Bauch jemals ein Kind entstehen würde«. Trotz meines bis dahin nur »latenten« Kinderwunsches war dies ein herber Schlag für meine psychische Befindlichkeit und mein Selbstwertgefühl. Ich sammelte alle nötigen Informationen darüber, wie man eine Schwangerschaft ermöglichen könnte. Nach der Beratung in einem Kinderwunsch-Zentrum entschied ich mich letztlich aus ethischen Gründen gegen eine künstliche Befruchtung. Mein Partner war einverstanden.

So plante ich meine Zukunft ohne Kinder. Ich schloss eine tränenreiche Zeit mit neuen Plänen für eine selbständige berufliche Lebensphase ab. Wir bauten, am Ende der Welt, ein schönes Öko-Haus, mit Praxis direkt am Naturschutzgebiet. Ich bildete mich vertiefend fort. Massagen, Bauch-massagen, Fruchtbarkeitsstimulation über Massagen usw.

Während einer solchen Ausbildung wurde ich schwanger. Noch nichts wissend von dem neuen Leben in meinem Bauch verbrachte ich die ers-ten 6 Wochen der Frühschwangerschaft bei bester Laune, wenngleich sehr müde. Ich lag einen ganzen wunderbaren Mai auf dem Sofa, schlief und schlief, genoss die müßigen Tage, anstelle im Garten rumzuwühlen, wie ich es sonst zu tun pflege, und sagte zu meinem Mann: »Wenn ich mich nicht so prima fühlen würde, müsste ich von mir glauben, ich sei krank«. Und plötzlich schlich sich der Gedanke ein: Ups…, bin ich viel-leicht schwanger?

Was sich bis dahin ganz gut angehört hat, wandelte sich mit einem Schlag in ein abgrundtiefes inneres Grauen. Der Test war positiv. Ich war ge-schockt. Mein Mann freute sich, und ich rang um Haltung.

Nach einem langen inneren Kampf, den ich in den nächsten Wochen mit mir alleine ausmachte und in den ich auch meinen Mann nicht einbezog, entschied ich mich gegen einen Schwangerschaftsabbruch.

Damals wusste ich nicht, dass ich zu einer Risikogruppe von Frauen ge-höre, die von psychischen Erkrankungen rund um die Geburt betroffen sein könnte. Meine Mutter litt zeitlebens an Depressionen, meine älteste Schwester seit ihrem 15. Lebensjahr an einer manisch-depressiven Erkran-kung. Mein Vater hatte zum Zeitpunkt meiner Geburt nach eigenen Aus-künften eine psychotische Phase durchlebt und dem Himmel sei Dank ir-gendwie wieder herausgefunden.

Im Laufe der weiteren Schwangerschaft reihte sich für mich und meinen Mann eine Belastungssituation an die andere: die finanzielle Situation war desolat, am Arbeitsplatz meines Mannes gab es Probleme. Die gesundheit-liche Situation meines Vaters verschlechterte sich, es gab Auseinanderset-zungen in der Familie.

Inmitten dieses Gewühls von äußeren Umständen spürte ich zusehends, dass ich Hilfe benötigte. Allerdings hatte ich ja kein Geld, in meinem Weltbild also auch keinen Zugang zu einer solchen. Bis dato hatte ich alle Therapien, Selbsterfahrung, Ausbildung, heilpraktische Anwendung selbst gezahlt. Also unternahm ich nichts, um mir selbst zu helfen. Ich stellte mich auf den Standpunkt: »Du schaffst das schon«. Auch wenn Gedanken auftauchten, die feststellten, dass ich mich immer nur um die Anderen »kümmerte« und nicht um mich selbst. Aber irgendwie hatte ich bzw. mein Empfinden keinen Wert mehr. Es war mir egal geworden. Traurigkeit erfüllte mich. So sehr ich mich abstrampelte im Außen, nichts war gut genug. Ein mächtiger innerer Richter trat auf den Plan. Ich fühlte mich als Versagerin, war meinem Leben nicht mehr gewachsen. Ich konnte nicht mehr meditieren, war zunehmend unruhig.

Wir suchten eine Beleghebamme, um eine stabile Betreuung unter der Entbindung zu haben, und planten eine Hausgeburt.

Nach außen hin bemühte ich mich, verlor aber das Interesse an Dingen, die mir Freude machten. An Weihnachten quälte ich mich, das Haus zu dekorieren, eine Arbeit, die mich sonst beflügelt. Ein jahrzehntelanges geliebtes Hobby. Ich verurteilte meine Faulheit, schämte mich.

Auf die Geburt hin gesellten sich apokalyptische Fantasien hinzu. Ich fürchtete meine Beine zu verlieren, zerfetzt zu werden. Nachts schwitze ich drei Schlafanzüge durch, morgens hatte ich nach dem Erwachen Herzrasen. Die Hebamme konnte es mir nicht erklären.

Meine Gedanken kreisten um meine »schlechten Kindheitserfahrungen« und nährten den Erwartungsdruck an mich selbst. Eine solche schlechte Mutter wie die meine wollte ich niemals sein. Was hatte ich nicht alles gelesen, in den Jahren der Ausbildung, was jetzt meinem Perfektionsanspruch Futter gab. Sanfte Hausgeburt, Anti-Kinderwagen-Pro-Tragetuch-Lobgesänge, Abhandlungen zur Bindungstheorie und vor allem Inhalte zur korrekten inneren Haltung einer Bezugsperson zum Baby und welche Schäden es bei den Kindern auslöst, wenn dem nicht so ist.

Wenn ich überhaupt noch über mich sprach, drohten Verwandte und Freunde mit Aussagen, das Kind bekommt das alles mit, du darfst so nicht fühlen. Tja, aber wie macht man das? Man steckt da drin, das Kind auch noch dazu, und weiß sich nicht zu helfen. Jeder Tag machte mich schuldiger, jeder Gedanke zur Vernichterin eines gelungenen Kinderlebens. Irgendetwas hatte dazu geführt, dass mir meine Emotionen immer mehr entglitten. Ich hasste mich dafür.

Ende Januar kam es dann einige Tage vor dem errechneten Geburtstermin zu Sturzblutungen mit Verdacht auf vorzeitige Plazentaablösung. Ich kam in die Klinik, Fehlalarm. Ich durfte wieder gehen. So wartete ich dann; meine letzten Ideen von einer Hausgeburt wichen dem Gefühl des Versagens und der Befürchtung mein Kind zu töten, wenn ich zu Hause bliebe.

Am Abend saß ich am Fenster und sprach mit meinem Kind. Ich sagte ihm, du kannst jetzt kommen, irgendwie müssen wir nun da durch. Länger warten wird es nicht ändern; dass du geboren wirst, ist unausweichlich. Vier Stunden später hatte ich Wehen. Weitere vier Stunden später fuhren wir in die Klinik. Gebärmutterhals verstrichen, null cm Muttermund. Ich quälte mich unter den Eröffnungswehen, erbrach, lief über den Gang, obwohl mir dazu zumute war, mich in eine Ecke zu setzen. Sie ließen mich nicht in Frieden, immer weiter sollte ich laufen, obwohl mein Körper Ruhe suchte. Nach neun Stunden flehte ich um eine PDA, bei null cm Muttermund. Nach der Gabe der Medikamente war ich einige Minuten schmerzfrei, dann kollabierte ich vor Erschöpfung in eine Ohnmacht. Man holte mich zurück, nun sollte ich mich ausruhen.

Einige Zeit später bekam ich einen Wehentropf. Dieser blieb vier Stunden in Höchstdosis angehängt und war dann doch, wie bereits von der Hebamme vorausgesagt, völlig erfolglos. Alles wurde abgeschaltet, und ich sollte mir überlegen, wie es weitergehen würde. Da ich keine eigenen Wehen mehr hatte, war die Geburt zum Stillstand gekommen. Man stellte mir zwei Möglichkeiten vor: Heimgehen und warten, bis es wieder losgeht. Oder Kaiserschnitt. Ich bat mir eine Zeit der Ruhe aus, lag hochschwanger erschöpft im Kreißsaal und weinte bitterlich. Ein Kind bekommen — nicht einmal das hatte ich gekonnt. Ich entschloss mich als kraftlose Versagerin, die ja eh nie ein Kind gewollt hatte und deswegen auch keine normale Geburt hinbekam, zu einem für meine Begriffe erniedrigenden Kaiserschnitt. Vor allem deswegen, weil ich mich nicht auch noch der Kindstötung aus Fahrlässigkeit schuldig machen wollte. So bekam ich eine Spinale Anästhesie und einen Kaiserschnitt. Mein Mann begleitete mich in den Kreißsaal. Es ging alles sehr schnell.

Und da lag sie dann auf meiner Schulter und schaute mich an. Ganz still. Und ich fragte mich: Wer bist du? Ich kenn dich nicht? Du bist mir fremd. Ich habe Angst vor dir, weil ich Angst habe, alles falsch zu machen. Und doch hoffte ich, irgendwie würde sich alles zum Guten finden.

Auf dem Familienzimmer angekommen, legte ich die Kleine an. Sie trank. Es schien gut zu laufen. Wir sanken alle drei, sie auf meiner Brust, mein Mann neben mir, in den Schlaf. Doch ich fand ihn nicht. Im Zwischenstadium zwischen Wachen und Schlafen, beim Wegsinken, tauchten aus dem Nichts Bilder vor meinem inneren Auge auf: Bilder, in denen ich meine frischgeborene Tochter nackt am Handgelenk hielt und an die Wand schlug. Bilder, in denen ich Juden in einer Gaskammer einschloss und einen Hahn öffnete, um sie zu töten. Ich schreckte hoch, weckte jedoch niemanden. Mann und Kind schliefen, und ich hatte Angst vor dem Schlaf. So lag ich wach und fand keine Ruhe.

Ich sprach mit der Hebamme über Horrorträume. Verschwieg den genauen Inhalt. Einer befreundeten Psychotherapeutin berichtete ich davon. Sie sprach von archaischem Irgendwas. Ich verstand nur Bahnhof und fühlte mich schuldig. Die Ärztin sprach von Hormonen, das würde wieder weg gehen.

Es kamen Stillprobleme dazu. Ich hatte eine so pralle Brust, dass ich das Kind nicht anlegen konnte. Unerfahren machte ich es mir zu Auflage, diese Herausforderung ohne Hilfe meistern zu müssen. Als es mir nicht gelang, rastete ich aus, ging ins Bad, riss an meinen Haaren, schrie mich an, schlug in mein Gesicht. Um diesen Anfall zu stoppen und niemandem aufzufallen, hielt ich meinen Kopf spontan unter kaltes Wasser.

Wir wurden entlassen. Ich lag körperlich desolat im Bett, mein Mann versorgte das Kind. Er hatte 4 Wochen frei. Er war von Anfang an die bessere Mutter, konnte schon wickeln, eh ich überhaupt wieder stehen konnte. Ich hatte Hass und Zorn, auf mich, meinen Mann, das Kind.
Ich schlief seit der Entbindung nicht eine Minute mehr.

Homöopathie half nicht. Ich bekam Angstzustände, da das Kind nicht genug zunahm. Ich bildete mir ein, ich würde es hungern lassen; vielmehr würde meine innere Ablehnung das Kind so sehr stören, das es an meiner Brust nicht trinken wolle. Meine Milch war schlecht, zu schlecht für dieses Kind. Ihr Weinen interpretierte ich als berechtigte Kritik an meiner falschen Haltung, an meiner Person. Ich folgerte: Sie schreit mich an, weil ich so schlecht bin! Und umgekehrt. So versuchte ich noch mehr zu leisten. Ich gab alles, ließ das Kind nicht mehr aus den Augen. Ich bewachte ihren Schlaf, falls sie mich bräuchte; ich trug sie herum, obwohl ich fast nicht laufen konnte. Ich ließ mir nicht helfen, damit ich mir nichts vorzuwerfen hatte. Alles tat ich, und wie Kinder nun einmal sind, geschrien hat sie trotzdem noch.

Irgendwann konnte ich dann nicht mehr und wurde total aggressiv. Ich schlug Türen zu, hasste mich selbst. Prügelte im Nebenzimmer den Fußboden. Ich fing an zu glauben: Meine Tochter ist geboren, um mich umzubringen! Ich tue alles, sie ist immer noch unzufrieden. Ich tue noch mehr, was will sie denn noch mehr? Ein katastrophaler Kreislauf. Sie war der schreiende lebendige Beweis meines Versagens!

Nach vier Wochen ging mein Mann wieder arbeiten. Ich erlitt einen ersten gravierenden Zusammenbruch. Ich will zurück ins Krankenhaus, da ich mir die Versorgung des Kindes alleine nicht zutraue. Die Hebamme sagt mir am Telefon: Dann müsst ihr das irgendwie anders organisieren, es gibt keine medizinische Indikation. Du bist gesund, das Kind ist ok. Fehlanzeige mit Hilfe!

Einige Tage später rufen wir nachts einen Notarzt. Ich berichte vom Schlafmangel, von Erbrechen und totaler Erschöpfung. Er gibt mir ein Zäpfchen, und ich schlafe zwei Stunden. Als er mich sieht, sagt er: Man könnte auch an eine postpartale Depression denken, aber so, wie sie auf mich wirken, ist das bei Ihnen nicht der Fall.

Draußen sind es minus fünfzehn Grad. Ca. fünfzig cm Schnee. Ich muss das Kind am Körper tragen, Kinderwagen Fehlanzeige. Der Hund muss raus, ob es mir passt oder nicht. Keine Nachbarn – keine Hilfe. Ich kann kaum stehen. Autofahren geht auch nicht, ich komme ja nicht mal vom Hof. Ich bin total isoliert und alleine. Nur das Kind und ich.

Freunde haben plötzlich keine Zeit, Verwandte sind hunderte Kilometer entfernt.

Ich fange an, unter dem Verlust von Körpergefühl zu leiden. Ich berichte der Hebamme, dass ich zeitweise den Eindruck habe, meine Arme würden nicht mehr zu mir gehören. Auch sie sagt Sätze wie: »Hm..., da müsste man mal an eine postpartale Depression denken...« Sie denkt über Abstillen als eine Form der Entlastung nach, rät dann aber davon ab, weil die Hormone dann nochmals stark schwanken würden. Nach acht Wochen quittiert sie erleichtert ihren Dienst. Sie ist mich los.

Ich erleide den zweiten Zusammenbruch: Ich sitze im Heizungskeller und will sterben. Ich schreie, weine und trete mit den Füßen gegen den Kessel. Ich sage meinem Mann, er solle das Kind wegbringen. Ich denke, es bringt mich um. Alles dreht sich nur ums Kind. Kein Augenblick meines Lebens gehört mehr mir. Ich bin völlig panisch und hoffnungslos überfordert.

Ich fange mich wieder und suche eine Tagesmutter. Ich denke darüber nach, dass stundenweise Entlastung mit dem Kind mir helfen könnte. Doch das Gegenteil tritt ein. Ist meine Tochter weg, wird es noch schlimmer. Ich laufe auf und ab, kann nicht mehr sitzen.

Ich spreche wegen meiner Geburtsnachsorge noch einmal mit meinem Frauenarzt in Köln. Er ist ein sehr netter, erfahrener alter Mann, eine Art Hausmeister im Arztkittel. Er ist eine wohlwollende Natur, genießt mein Vertrauen. Als ich ihm berichte, wie es mir geht, fragt er mich, warum ich mich erst jetzt an ihn wende. Ich bin erstaunt, dass ein Gynäkologe für meine seelischen Befindlichkeiten Interesse zeigt. Er rät mir zur Therapie und wirft die Frage nach einem möglichen Klinikaufenthalt auf. Ich kontaktiere eine niedergelassene Psychotherapeutin und versuche erste Gespräche. Sie empfiehlt mir einen Psychiater. Ich gehe zum Termin. Die Beratung ist kühl, abweisend, und er will mich medikamentieren. Natürlich nur niedrig, wie er sagt, und völlig ungefährlich. Es ist ein Mann; seine Frau hätte dann in einem halben Jahr einen Termin für mich zum Gespräch. Bis dahin: Hilfe – Fehlanzeige.

Ich zeige ihm innerlich den Mittelfinger und nehme mir vor: Das schaffe ich auch ohne solche Typen wie dich. Das wollen wir doch mal sehen. Es geht auf und ab. Ich gehe zur Gesprächstherapie, die Kleine manchmal stundenweise zur Tagesmutter. Meine Nachbarn und Freunde wenden sich immer mehr ab. Jeder hat einen anderen Rat, der mir nicht hilft. Ich gerate über meinen elenden Zustand immer mehr mit den nahen Menschen um mich herum in Streit. Sie fordern meine souveräne Art heraus, mit Dingen umzugehen, wie ich es immer tat. Doch ich kann es nicht, enttäusche und versage in ihren Augen immer mehr. Ich schlafe immer noch nicht. Inzwischen seit drei Monaten.

Nach der zwölften Woche erleide ich den dritten Zusammenbruch. Als meine Tochter bei der Tagesmutter ist, erfasst mich eine Panik-Attacke. Es ist so schlimm wie selten zuvor. Ich habe Atemnot, schwitze Kleidung durch, bis sie nass ist. Ich bekomme Herzrasen, bin knallrot.

Im Wohnzimmer hängt eine Babyhängematte an einem Holzbalken von der Decke. Ich sehe zum Haken hinauf und denke: Nimm das Seil und häng dich auf! Dann ist endlich Frieden. Frieden für alle. Für deinen Mann, der eine schlechte Frau und Mutter los ist. Für dein Kind, weil es einen besseren Menschen verdient hat als ein solches Psycho-Wrack. Und für dich, damit du das nicht mehr aushalten musst.

Ich halte einen Augenblick inne. Dann nehme ich den Telefonhörer und rufe meinen Mann an. Ich befehle ihm, nach Hause zu kommen und berichte von den suizidalen Gedanken. Eine halbe Stunde später ist er da. Wir irren umher. Zuerst zur Psychotherapeutin. Dann nach Bonn zum LKH. Dort zur Ambulanz. Ein junger Arzt berät mich. Er empfiehlt mir, medikamentös abzustillen und ein Beruhigungsmittel einzunehmen. Er könnte mich ohne mein Kind in die Geschlossene aufnehmen, da in der Offenen gerade alles überfüllt sei.

Ich weise ihn darauf hin, dass im Haus eine spezielle Ambulanz für Frauen in meiner Lage existiert. Das hatte ich zuvor im Internet auf der Seite von Schatten & Licht e.V. gelesen. Nur weil ich darauf bestand, gab sich der junge Arzt die Mühe, telefonisch in Erfahrung zu bringen, wo das denn sein könnte. Er findet es heraus und macht mir einen Termin in vier Tagen. Seinen ersten Vorschlag lehne ich ab, und wir gehen wieder.

Auf dem Parkplatz überlegen wir, wer mir in meiner Not noch helfen könnte. Mein Mann erinnert ein Krankenhaus in unserer Nähe. Das sind doch die Ökos. Vielleicht kennen die sich aus! Nach kurzem Telefonat mit der Stillambulanz ist klar: Die Angestellte weiß mir zu helfen. Sie spricht beruhigende Sätze: Ich weiß, was Sie haben. Es ist eine Krankheit. Sie werden wieder gesund. Ich spanne jetzt ein Netzwerk auf und finde eine Klinik für Sie. Ist jemand bei Ihnen? Wir legen jetzt auf. Ich rufe in einer Stunde wieder an. Drei Stunden später sitze ich in der Ambulanz eines Krankenhauses.

Man nimmt mich stationär auf. In die Psychosomatik. Ohne meine Tochter. Ich habe Angst. Angst vor allem. Vor den Menschen, vor Medikamenten. Davor, dass man mir mein Kind wegnimmt. Dass ich nie mehr da rauskomme. Eine Ärztin spricht mit mir. Ich äußere meine Phantasien. Meine Ängste, jetzt verrückt zu sein, krank zu werden, ohne Chance auf Heilung. Medikamentenabhängig. Es passiert etwas sehr Erstaunliches. Sie erklärt mir etwas über das Gehirn. Über eine Erkrankung, die eine Fehlsteuerung auslöst. Darüber, dass ich keine manisch-depressive Störung habe und dass ich keine Medikamente bekomme, wenn ich das nicht will.

So verbringe ich etwa vier Wochen ohne Medikamente auf der Station. Ich stille ab. Mein Mann arbeitet Teilzeit. Wir haben das Kind aufgeteilt. Morgens und mittags die Tagesmutter, nachmittags bringt mein Mann das Kind zu mir in die Klinik, abends und nachts ist sie bei ihm. Ich schlafe noch immer nicht richtig. Durch das Abstillen kommt ein massiver Depressionsschub in Gang. Ich leide unter schwerem Gedankenkreisen. Todeswünsche und Panikattacken mit Erbrechen lösen sich ab. Ich erzähle meinem Mann davon, dass ich das Kind nicht wollte. Welten brechen zusammen. Er ist zutiefst betroffen.

In dieser Zeit lerne ich niederpotente Neuroleptika kennen und bin dankbar dafür, einige Stunden schlafen zu können. Irgendwann ist es so schlimm, dass ich unter einer Panikattacke einer Notfallmedikation zustimme. Ich bekomme ohne es zu wissen ein Beruhigungsmittel – meinen erklärten Erzfeind. Nachdem ich mich einen Moment lang beruhigt habe, gehe ich in den Garten des Krankenhauses und setzte mich auf eine Bank.

Jahrelang meditationserfahren beobachte ich, was mit meinem Denken und Fühlen passiert, und bin beeindruckt: Bildlich gesprochen, empfinde ich meinen Kopf wie die Kuppel einer großen Sternwarte. Langsam öffnet sich das Dach. Im übertragenen Sinne öffnen sich meine normalen Gedankengänge. Ich empfinde plötzlich wieder wie schon lange vergessen. Meine Gedanken sind klar und wohlsortiert. Ruhe kehrt in meinen Kopf ein. Stille macht sich breit. Ein wunderbares Gefühl.

Ich nehme diese frische Klarheit und entscheide mich für eine Medikamententherapie. Ich will nach Hause zu meinem Mann und meinem Kind. Ich will leben und nicht sterben. Ich frage mich, wo ich so lange geblieben war!

Wir beginnen eine Behandlung mit einem Antidepressivum. Nach fünf Tagen beobachte ich erste Verbesserungen meiner Gemütslage. Ich betrachte den Brunnen im Hof vor meinem Fenster und entdecke, dass die Sonne scheint. Ein Lächeln huscht über mein Gesicht. Ganz kurz, aber deutlich zu spüren. Es geht bergauf!

Vierzehn Tage nach Beginn der medikamentösen Behandlung zieht meine Tochter in die Klinik ein. Der Härtetest beginnt. Tag und Nacht Baby versorgen, plus Therapie, plus Zimmernachbarin, plus fremder Ort.

Weitere vierzehn Tage später gehe ich heim. Das Schlimmste liegt hinter mir. Ich schließe eine ambulante Therapie an. Sie begleitet mich eineinhalb Jahre in immer größer werdenden Abständen. Parallel schleichen wir das Medikament wieder aus.

Über die Entwicklung meiner Tochter freue ich mich jeden Tag. Die Muttergefühle sind mittlerweile sehr intensiv; ich kann mir ein Leben ohne sie nicht mehr vorstellen.

Rückblickend kann ich sagen, dass alle Themen, die mich in der Erkrankung so intensiv begleitet haben, bereits immer Themen in meinem Leben und in meiner Psyche waren. Nur mit dem gravierenden Unterschied, dass man in einer normalen Gemütslage gut dazu in der Lage ist, Irrationales von Realem zu unterscheiden. So wie ich jetzt wieder in der Lage dazu bin.

Mutter-Kind-Behandlung: Die Rettung bei Suizidgedanken

Vanessa., 31 Jahre

Monatelang ging es mir schlecht, und ich wusste nicht warum. Ich versuchte, Hilfe zu finden – wendete mich an eine Beratungsstelle, an meine Frauenärztin, versuchte es mit Homöopathie, Akupunktur und widerlichen chinesischen Tees und Sport. Aber es wurde von Tag zu Tag schlimmer.

Die ersten drei Monate nach der Geburt meines Sohnes waren schön gewesen. Wir genossen die Viersamkeit und die Elternzeit, auch wenn natürlich der Schlafmangel und die jahrelange Stillerei (ich stillte nämlich meine damals zweijährige Tochter auch noch...) an mir zehrte.

Ich weiß nicht genau, wann sie sich einschlich, die postnatale Depression, aber es hatte mit Sicherheit auch damit zu tun, dass das Verhältnis zu meinen Eltern immer angespannter wurde und viele Dinge aus meiner Kindheit und Jugend wieder hochkamen. In meiner Jugend hatte ich bereits mit einer »psychischen Krankheit« zu kämpfen gehabt, und so gestand ich mir nicht ein, dass ich therapeutische Hilfe dringend nötig hatte, und verzichtete auf einen Tagesklinikplatz in einer Psychosomatischen Klinik. Denn nach einer Geburt hatte man ja glücklich zu sein – ich war es aber nicht! Auf den Spielplätzen lächelte ich weiterhin. Meinen Freundinnen jaulte ich die immer gleiche Leier vor, dass ich völlig am Ende sei und nicht mehr wisse, was ich tun solle. Trotzdem schleppte ich mich zur Uni, versuchte meinen Alltag zu bewältigen und quälte mich monatelang, bis Jasper fast neun Monate alt war. Die Beziehung zu meinem Mann litt extrem, ich schrie ihn häufig an, war nur noch aggressiv und gemein. Meine kleine Tochter litt ebenfalls unter der Situation.

Irgendwann riet mir eine Bekannte mich an die Uniklinik in Bonn bzw. an Frau Rohde zu wenden, und das tat ich dann auch. Denn ich konnte mittlerweile nachts nur noch zwei Stunden schlafen; dann lag ich hellwach neben meinem Mann und meinen Kindern und wartete, dass es hell wurde, um wieder einen Tag voller Aggressionen, Grübeleien, Heulattacken und Zwangsgedanken zu überstehen. Neben dem Gefühl, die schlechteste Mutter auf Erden zu sein, kamen irgendwann dann auch die lebensmüden Gedanken hinzu. Antidepressiva wollte ich auf gar keinen Fall nehmen, denn ich hatte Angst, dass sie abhängig oder dick machen würden, und bisher hatte ich doch alles alleine geschafft. So versuchte ich es weitere eineinhalb Monate mit Johanniskraut und ambulanten Gesprächen in der Uniklinik.

In dieser Zeit kam es dann aber zu einem großen Streit mit meiner Mutter, die das erste Mal unseren Sohn zu Gesicht bekam. Bezüglich der postnatalen Depression meinte sie nur, ich solle mich zusammenreißen, denn es würde jedem doch mal so gehen. Zum ersten Mal in meinem Leben wehrte ich mich gegen die Worte meiner Mutter, die schon viel in mir angerichtet hatten, und sagte ihr, sie könne mich ab sofort nicht mehr so behandeln. Die Antwort war eine heftige Ohrfeige in mein Gesicht.

Diese körperliche Gewalt konnte ich nicht mehr alleine verarbeiten, und alles wurde noch schlimmer.

Dann stand ich plötzlich auf dem Fenstersims und wollte nur noch springen – meine Ruhe haben, keine Verantwortung mehr, und vor allem keine Gedanken mehr haben – einfach nur Ruhe...

Der Gedanke an meine Kinder hat mich gerettet. Ich liebte sie doch so sehr. Ich konnte sie doch nicht alleine lassen...

Es musste etwas geschehen. Nach einem Krisengespräch in der Uniklinik war ich nun bereit, in eine Klinik zu gehen – aber nur mit Jasper zusammen! Gott sei Dank konnte schnell ein Platz im St. Marien-Hospital in Herne gefunden werden. Ich schaute mir die Klinik an, und die Ärztin riet mir, nur nicht allzu lange darüber nachzudenken, denn es sei ein Symptom der Depression, dass man Entscheidungen nicht gut treffen kann. Ich vertraute ihr, und drei Tage später saß ich mit Jasper da – in einem wunderschönen Einzelzimmer, mit Gitterbettchen, Wickelkommode und einem schönen Blick auf den Kirchturm, von dem es in jeder Viertelstunde beruhigend läutete.

Und endlich konnte ich entspannen – das erst Mal seit Monaten. Hier würde man aufpassen, dass mir nichts passiert und auch, dass meinem Säugling nichts passiert. Ich war in guten Händen.

Klar ist es nicht schön, sich selbst in die Psychiatrie einzuweisen, aber es war der beste Schritt, den ich je gegangen bin! Das Antidepressivum, das ich zuvor nur wider Willen genommen hatte und das auch Nebenwirkungen gehabt hatte, wurde abgesetzt, und ich bekam ein anderes. Es fiel mir auch bei diesem Präparat schwer, es zu akzeptieren, aber ich vertraute einfach auf die Fachkompetenz der Ärzte dort. Immer wenn ich mich ausruhen wollte, passte eine Praktikantin oder eine der total netten Schwestern auf unseren Sohn auf. Ich stillte dann nach drei Jahren ab, was ich zu Hause niemals geschafft hätte, denn selbst dafür hatte ich keine Kraft mehr gehabt. Jasper ging für die Zeit des Abstillens nach Hause zu seinem Papa und seiner großen Schwester, und ich war das erste Mal seit drei Jahren wieder alleine. Ich konnte mein »Ich«, das so verschwunden war, erahnen und wieder MICH fühlen – das war wichtig und tat so gut.

Den Therapieplan konnte ich maßgeblich mitbestimmen, und so vergingen die Tage mit schönen Sachen wie Filzwerkstatt, Töpfern, offenem Atelier und sportlichen Aktivitäten, wie Nordic Walking, Fitness für Frauen oder Fahrradfahren. Klar gab es auch Gruppentherapien, die manchmal sehr anstrengend waren, aber mir war es freigestellt, daran teilzunehmen oder einfach einen Spaziergang mit Jasper zu machen.

Am Anfang fiel es mir schwer, mich darauf einzulassen. Aber dann kamen sie plötzlich immer mehr, diese schönen Momente – das Lachen beim gemeinsamen Kochen mit einigen Mitpatienten; dieses Glücksgefühl beim Fitness für Frauen, weil die Trainerin einfach so komisch war; plötzlich das Lächeln meines Kindes zu sehen und wieder etwas zu spüren oder das Geburtstagsständchen, das meine Mitpatienten mir zu meinem dreißigsten Geburtstag sangen.

Ja, ich hätte gerne meinen dreißigsten Geburtstag woanders als in der Psychiatrie gefeiert. Auch hätte ich mir einen besseren Ort für die ersten Schritte von Jasper vorstellen können. Aber im Grunde ist es nur das schlechte Image, was immer noch in unserer Gesellschaft grassiert, dass in der Psychiatrie nur »Gestörte« rumlaufen. Die meisten Menschen, die ich dort kennengelernt habe, waren wunderbare Menschen, denen man nicht ansehen würde, dass sie »an etwas zu arbeiten haben«.

Für mich war es ein sehr wichtiger Schritt. Wegen der Magersucht hatten mich meine Eltern 14 Jahre zuvor in die Kinder- und Jugendpsychiatrie gebracht, wo ich dann sechs Monate »eingesperrt« war und überwacht wurde. Das hatte Spuren hinterlassen. Diesmal habe ich selbst die Verantwortung übernommen und bin den Schritt aus eigenen Stücken – wenn auch mit viel Unterstützung – gegangen und wurde für mein Vertrauen belohnt.

Ich nehme immer noch meine Antidepressiva, bin glücklich, dass es sie gibt. Ich kann wieder durchschlafen, Jasper auch. Die Beziehung zu meinem Mann ist ruhiger und inniger geworden, weil wir diese heftige Zeit gemeinsam durchgestanden haben. Ich habe Pläne, was meine Diplomarbeit angeht, ich möchte einen Nähkurs machen, und ich lasse auch mal die Wäsche liegen und ärgere mich nicht mehr über den Dreck in der Wohnung. Ich mache Psychotherapie bei einer Verhaltenstherapeutin und fühle mich jeden Tag stabiler und zufriedener. Ich genieße meine Kinder nun wirklich und nicht nur, weil es von mir erwartet wird. Klar bin ich auch mal angespannt und schlecht gelaunt, aber nicht mehr lebensmüde!

Und irgendwie wächst ganz leise der Wunsch, doch irgendwann noch einmal schwanger zu werden. Obwohl diese Zeit nach der Geburt die Hölle war und eine gewisse Angst mitschwingt. Aber ich weiß ja jetzt, wo ich Hilfe finde und wo ich mich beraten lassen kann.

Ich bin sehr dankbar, dass es Menschen gibt, die sich mit postnatalen Depressionen auskennen und dass es Therapien und Medikamente dagegen gibt. Und ich würde jederzeit wieder in eine Klinik gehen.

In der postnatalen Depression ganz weit unten – und doch etwas Positives

Svenja, 37 Jahre

Glücklicherweise wurde ich zügig schwanger, nachdem sich der Wunsch nach einem Kind bei meinem Mann und mir bemerkbar machte. Voller Freude und mit unendlicher Begeisterung betrachtete ich den positiven Test. Den ganzen Vormittag wurde ich von sehr starken Glücksgefühlen überschwemmt.

Es folgten Wochen mit den üblichen Wehwehchen, wie starker Übelkeit und Müdigkeit. Im zweiten Drittel der Schwangerschaft ging es mir zumeist ausgezeichnet, und ich war voller Vorfreude auf mein Kind. Lange dachte ich, es würde ein Mädchen, dann stellte sich heraus, dass es ein Junge wird. Ich war für etwa eine Woche enttäuscht. Fragen drängten sich mir auf: Wie geht das mit einem Jungen, kann ich das überhaupt?

Im letzten Drittel fing ich dann an, Achterbahn zu fahren.

Die äußeren Belastungen waren groß. Am Arbeitsplatz wurde keine Rücksicht auf meinen Zustand genommen, so dass ich mir in der 32. Woche von meiner Frauenärztin eine Arbeitsunfähigkeit geben ließ. Dann stand der Umzug in eine andere Stadt an. Mein Bauch wurde unheimlich groß, und meine Schilddrüsenwerte waren schwer einzustellen. Ich bekam Fressattacken, Panikattacken und hatte zunehmend das Gefühl, keine Luft mehr zu bekommen. Zudem fehlten mir nach dem Umzug meine privaten und beruflichen Kontakte. Morgens wachte ich in den letzten Wochen vor der Geburt immer häufiger mit Herzrasen und Angst auf, jedoch traten keine Wehen auf. Ich zweifelte an meiner Fähigkeit, das Kind normal entbinden zu können, da auch ich selbst ein Kaiserschnittkind war. Nach 41 Wochen zeigten sich beim Frauenarzt schlechte Herztöne meines Kindes, und ich wurde direkt ins Krankenhaus geschickt. Tränen stiegen mir in die Augen, und Angst machte sich breit.

Stundenlang wurden im Kreißsaal die Wehentätigkeit, die bei mir leider nicht vorhanden war, sowie die Herztöne meines Kindes beobachtet. Es wurde beschlossen, dass am nächsten Morgen die Geburt eingeleitet werden soll. Für mich begann nun ein, wie sich nachher in der Therapie herausstellte, traumatischer Geburtsprozess von 25 Stunden, der in einem Kaiserschnitt endete.

Ich war nach der Geburt vollkommen erschöpft und verspürte nicht die leiseste Freude.

In den folgenden Nächten kam ich nicht zur Ruhe, da mein Kind ständig angelegt wurde. Auch das Stillen klappte nicht sonderlich gut, wobei ich viel zu viel Milch hatte. Eigentlich drehte sich ab diesem Zeitpunkt alles nur noch um das Baby und meine Brust. Mein Schlafbedürfnis, die Erschöpfung und mein seelischer Zustand waren nicht wichtig und wurden leider auch nicht wahrgenommen.

Zwei Tage nach Geburt drehte ich im Krankenhaus durch und lehnte mein Kind komplett ab. Es wurde ein EKG geschrieben, und ich erhielt Beruhigungsmittel. Endlich konnte ich schlafen.

Immer wieder sollte ich mein Kind auch nachts auf meiner Brust liegen haben, jedoch fühlte ich mich vollkommen eingeengt. Sobald es jedoch im Neugeborenenzimmer war, hatte ich ein schlechtes Gewissen und kam nicht zur Ruhe. Zudem reagierte ich auf das Schreien eines jeden Kindes und konnte meinen Sohn nicht heraushören. Im Grunde fühlte ich mich als Versagerin, die weder die Geburt hingekriegt hat noch in der Lage war, ihr Kind adäquat zu versorgen. Glücklicherweise war mein Mann von früh bis spät bei mir und der Kleine lag immer auf seiner Brust.

Von Tag drei bis fünf hatte ich dann einen schweren Babyblues, ich habe von morgens bis abends nur geweint.

Als ich nach einer Woche entlassen wurde, war ich ganz erleichtert.

In der mir eigentlich noch fremden Wohnung war alles seltsam und unendlich einsam. Es traten zusätzliche schwere Belastungsfaktoren auf, die ich nicht verarbeiten konnte.

Dann vergingen die Wochen mit Stillen, Windelwechseln und wenig Schlaf. Häufig konnte ich nachts nicht wieder einschlafen, und der schwere Schlafmangel setzte mir sehr zu. Oft wachte ich nach einer Stunde Schlaf auf oder ich hatte schwere Alpträume. Insbesondere habe ich immer wieder geträumt, mein Kind sei noch im Bauch und es müsse noch geboren werden.

Zu meinem noch sehr mageren Umfeld in der neuen Stadt tat ich so, als wäre alles in Ordnung. Mein Kind entwickelte sich gut, meine Hebamme dachte auch, dass es mir gut geht. Mein Mann begann wieder zu arbeiten.

In mir breiteten sich zunehmend Einsamkeit und schwere Unfähigkeitsgefühle aus. Es war mir kaum möglich, meinen Tag zu strukturieren, und ich war permanent durch mein Kind fremdbestimmt. Ich versuchte, mit dem Erarbeiten von Schlafplänen mein Kind zu strukturieren, was – wie mir heute klar ist – völliger Quatsch war.

Die Schlafstörungen setzten mir weiter massiv zu, ebenso Panikattacken. Dann fing ich abends an zu schreien. Tagsüber war alles in mir leer, jede Minute kam mir vor wie ein Tag. Ich merkte, dass es so nicht mehr weiter geht und bat Frauenarzt und Hebamme um Hilfe. Ich rief bei Therapeuten und Psychiatern an, telefonierte Kliniken ab. In einer Klinik sagte man mir, ich müsse mein Baby zu Hause lassen. Das wollte ich auf keinen Fall. Mein Kind war zu dem Zeitpunkt 5½ Wochen. Nein, er gehörte zu mir. Also legte ich den Hörer auf. Dann fand ich eine Klinik, die mich unverzüglich mit Baby aufnehmen konnte. Ich lag auf der Wöchnerinnenstation, im gleichen Haus war aber auch eine psychosomatische Abteilung. Insgesamt war ich sechs Wochen dort, durchlief alle Therapien der psychosomatischen Abteilung und versorgte nebenbei mein Kind weitestgehend selbst, außer nachts.

Im Nachhinein stellte sich heraus, dass ich hier schon psychotische Züge entwickelt habe. Da ich immer noch die »Starke« sein wollte, hat man möglicherweise den Schweregrad meiner Erkrankung unterschätzt. Leider habe ich keine langfristige medikamentöse Therapie erhalten, sondern wurde nur kurzzeitig ruhiggestellt.

Jeden Morgen nach dem Aufwachen habe ich erst einmal ganz lange und laut geschrien. Ich befürchtete, meine Persönlichkeit würde zerfallen und ich hätte kein »Ich« mehr. Ich bin auch einmal vor die Wand gelaufen und nachts im Nachthemd über die Flure gewandert. Nachts hatte ich »Explosionen« im Kopf und »brennende Kügelchen«. Außerdem quälten mich ständig Alpträume, in denen meine Kindheit und die schweren Streitereien zwischen mir und meiner Mutter die Hauptrolle spielten. Panisch wachte ich einmal auf, weil ich geträumt hatte, dass wir uns gegenseitig erstechen.

Mein Sohn wurde gut betreut, und so konnte ich nachts wenigstens schlafen. Zudem stillte ich in der Klinik ohne Medikamente ab. Das Abstillen erleichterte mich einerseits, ich freute mich auf meinen geregelten Zyklus. Andererseits fühlte ich mich wieder als schlechte Mutter und plagte mich mit Schuldgefühlen. Diese wurden mir glücklicherweise von einer lieben Hebamme in langen und einfühlsamen Gesprächen genommen.

Nach sechs Wochen wollte ich endlich nach Hause.

Die Depression hatte sich verändert, eine leichte körperliche Erholung konnte ich beobachten. Leider war ich nicht fähig, mein Kind zu Hause allein zu versorgen, und ich hatte unendliche Angst davor, dass es meinem Kind nicht gut geht. Ich bekam ganz liebe Kinderkrankenschwestern über viele Wochen nach Hause, die mein Kind mitversorgten, mir im Haushalt halfen und mit mir spazieren gingen. Auch eine Gesprächstherapie wurde ambulant fortgesetzt.

Es wurde Winter, die Depression war noch immer da, aber meine Leistungsfähigkeit nahm etwas zu. Langsam kamen jedoch in mir Suizidgedanken auf. Teilweise konnte ich sie noch zur Seite schieben. Ich schämte mich für diese Gedanken. Ich stellte mich notfallmäßig in der Klinik vor, in der ich die sechs Wochen verbracht hatte.

Leider bekam ich nur eine niedrige Dosis eines leichten Antidepressivums. Wieder sollte ich in erster Linie nur entspannen und anders denken. Ich fühlte mich noch unfähiger, denn ich konnte nicht nur mein Kind nicht versorgen, es nicht normal gebären, nicht lange stillen trotz der Veranlagung zu Allergien. Zudem konnte ich nicht so denken, wie man denken sollte, um wieder gesund zu werden.

Weitere Wochen zogen ins Land. Ich schrieb Abschiedsbriefe, die ich wieder zerriss. Zunehmend kam ich zu der Überzeugung, dass es besser sei, wenn es mich nicht mehr gäbe, da ich mein Kind sonst in seiner Persönlichkeit zerstöre. Außerdem war alles einfach nur quälend leer. Jede andere Frau war in meiner Vorstellung eine bessere Mutter als ich und wäre auch für meinen Sohn eine bessere Mutter. Zwischendurch überlegte ich, ob es besser sei, wir gingen zusammen, da ich ihn ja nicht allein lassen konnte. Dann fing ich an zu überlegen, wie ich eine neue Frau für meinen Mann finde, die auch noch eine gute Mutter für meinen Sohn sein würde. Dann könnte ich meinem Leben ein Ende bereiten. Ich wollte mich meinem Sohn nicht mehr zumuten und konnte die Depression nicht mehr ertragen.

Es kamen weitere private Belastungen schwerster Art auf mich zu. Ich flüchtete zu meinen Schwiegereltern. Sie versorgten mein Kind und mich. Inzwischen war mein Sohn sechs Monate alt.

Von meinen Freundinnen hatte ich mich in all der Zeit zurückgezogen, habe Kontakte abgewehrt. Dann traf ich zwei, die meinen Zustand erkannten und mich umgehend in eine psychiatrische Uniklinik brachten.

Ich bekam starke Medikamente. Man versuchte mich erst weiter in der Nähe meines Kindes zu halten und das ambulant zu schaffen. Ich vertrug die Medikamente überhaupt nicht und bat um Aufnahme auch ohne Kind. Die Depression war nicht mehr auszuhalten. Zu dem Weinen, der morgendlichen starken Antriebsschwäche und dem langen Schlafen von mehr als zwölf Stunden täglich gesellten sich abartige Bilder in meinem Kopf von Säbeln, die angeflogen kamen und mir den Hals durchschnitten.

In der Universitätsklinik wurde mir mein Leben gerettet. Mit einem Bein stand ich in der geschlossenen Abteilung, aufgrund meiner noch glaubhaften antisuizidalen Vertragsfähigkeit durfte ich auf der offenen Station bleiben. Nach weiteren Anläufen in der medikamentösen Therapie wurden nun endlich die richtigen Medikamente für mich gefunden. Ich wurde mit drei verschiedenen Psychopharmaka parallel behandelt.

Es ging mir schlagartig besser. Die bohrenden und nicht zu unterbrechenden Grübelkreisläufe konnte ich wenigstens für wenige Minuten unterbrechen; es war zunehmend möglich, in einem Buch einige Zeilen zu lesen. Ich konnte meinen Gedanken ein bisschen eine Richtung geben und ihr Unwesen ein wenig begrenzen. Die körperlichen Symptome wurden sehr langsam besser; das Zittern und Schwitzen, die Schlafstörungen, die vollkommene innere Erschöpfung und Kraftlosigkeit sowie das stundenlange Weinen wichen langsam. Für mich war diese Behandlung die Rettung. Die Nebenwirkungen der Medikamente waren für mich im Vergleich zu den Qualen der Depression nur noch Peanuts. Die Ärzte waren hervorragend, und ich fühlte mich endlich in meiner Erkrankung erkannt und angenommen. Aber ich verstand einfach nicht, warum ich mich vorher nicht hatte gesund denken können. Aus diesen Selbstvorwürfen befreite mich die Stationsärztin mit einer einfachen Frage, die mir bis heute hilft: Wie soll ein krankes Gehirn sich selbst behandeln?

Nachdem ich noch weitere Wochen in einer ortsnahen Psychiatrie verbracht hatte, in der ich dann täglich mein Kind sehen konnte, ging es mit mir beständig bergauf. Auch in dieser Klinik war das Personal unheimlich kompetent und hilfsbereit. Hier trat ich zum ersten Mal mit Mitpatienten in einen austauschenden und gewinnbringenden Kontakt.

Die Entlassung erfolgte dann auf meinen Wunsch, und ich kam zurück in die Stadt, in der ich meinen Sohn geboren hatte und in der ich mittlerweile mit meinem Mann lebte. Hier strukturierte ich mir mein Leben neu und fand den Weg in ein neues Leben mit Hilfe von Tagesplänen, etlichen Krabbelgruppen, Fitnessstudio und der Fortsetzung meiner Gesprächstherapie. Zu diesem Zeitpunkt lag der Schwerpunkt der Psychotherapie im Bereich der Verhaltenstherapie mit dem Ziel der weiteren Stabilisierung meiner Persönlichkeit und Aktivierung meiner Ressourcen. Ab sofort wollte ich das Positive in mir und meinem Leben vermehren und das Negative meiden. Dies bedingt leider den Abbruch der Beziehung zu meiner psychisch schwer kranken und zudem suchtkranken Mutter.

Auf einmal wuchsen in mir umwerfende Muttergefühle und eine unendliche Liebe zu meinem Sohn. Die Depression wich in Wellen über einen weiteren langen Zeitraum von etwa neun Monaten. Zur Genesung zusätzlich beigetragen hat der anonyme Austausch mit anderen betroffenen Frauen der Selbsthilfeorganisation Schatten & Licht e. V. Es gab auch in den folgenden Monaten noch viele Tiefen, aber diese wurden immer flacher.

Mein Zustand wurde immer stabiler, und ich bewarb mich um einen Arbeitsplatz. Die Arbeit tat mir gut, und ich habe ein Gleichgewicht gefunden zwischen Muttersein, Berufstätigkeit, Familie und Freizeit.

Nachdem die schlimmste Zeit vorbei war, wurde mir schmerzlich bewusst, wie schwer krank ich gewesen war, und vor allem, wie viele Monate ich in der Entwicklung meines Babys verpasst hatte. Auch nahm ich erst jetzt wahr, wie sehr ich meinen Kleinen gemästet hatte. Ohne es selbst zu bemerken, hatte ich ihm Nahrung gegeben als Ersatz für die in mir nicht fühlbaren Muttergefühle.

So schwer diese Erkrankung auch war, möchte ich diese Zeit meines Lebens nicht mehr missen. Ich glaube, ich habe erst dadurch mein wahres Ich gefunden und zulassen können. Seelisch empfinde ich mich aufgrund dieser langen Krankheit sehr vorgealtert, jedoch macht sich in mir eine unheimliche innere Gelassenheit, Ruhe und Souveränität breit. In akuten Stresssituationen ist meine seelische Belastbarkeit leider sehr gesunken.

Sprechen kann ich bis heute nur mit meinen wahren Freunden über diese schwere Zeit. Auch das Niederschreiben meiner Erinnerungen ist mir trotz der mich seit Jahren begleitenden Psychotherapie besonders in den Abschnitten »Geburt« und »Aufenthalt in der Psychiatrie« sehr schwergefallen. Ich musste mehrfach aufgrund von Erschöpfungsgefühlen meine Erinnerungen unterbrechen.

Obwohl eine Depression für Nichtbetroffene kaum zu verstehen ist, bin ich unheimlich dankbar, dass die Menschen zu mir standen, die mir viel bedeuten und mich unterstützt haben. Die größte Dankbarkeit empfinde ich meinem Sohn gegenüber. Er war bei mir, hat alles miterlebt und ist mit mir durch diese schwere Zeit gegangen. Ihm gegenüber empfinde ich nahezu täglich eine Liebe, die ich nie zuvor kennengelernt habe. Oft stehe ich abends an seinem Bett und bestaune dieses kleine Wunder. Er bringt eine unbeschreibliche Fülle in mein Leben. Zudem fühle ich mich von ihm bedingungslos angenommen. Seine Entwicklung zeigt mir, dass ich doch nicht so eine schlechte Mutter bin. Ich bin stetig im Austausch mit anderen und lasse mir bei Erziehungsfragen gern helfen. Zudem bemühe ich mich, möglichst viel erfüllende Zeit mit meinem Kind zu verbringen.

Ein zweites Kind? Der Wunsch nach einem zweiten Kind regte sich in mir schon vor über einem Jahr, also etwa zwei Jahre nach Geburt meines Sohnes. Die »Reset-Taste« hat bei mir aber nicht mehr so funktioniert wie bei all den anderen gesunden Müttern. Offensichtlich war die Erkrankung viel zu schwer, als dass ich sie einfach hätte herunterspielen können. Zudem bin ich bis heute nicht frei von Antidepressiva. Von anfänglich zwei verschiedenen Antidepressiva und einem Beruhigungsmittel täglich konnte ich Schritt für Schritt mit viel Geduld bis auf eine einzige niedrige Dosis eines Antidepressivums herunterreduzieren. Zirka zwölf Monate habe ich nun jedes Für und Wider unter anderem auch mit Hilfe fachlicher Meinungen abgewogen. Ich habe das Antidepressivum umgestellt, und mir geht es trotz erneuter massiver seelischer Belastungen im letzten Sommer mit einer kurzen erneuten depressiven Episode recht gut.

Da ich nur mit Antidepressivum schwanger werden kann, habe ich große Sorge vor möglichen Schäden am ungeborenen Kind sowie vor Anpassungsstörungen des Babys nach der Geburt. Ich frage mich, ob ich es seelisch verkraften würde, wenn mein Kind nach der Geburt intensivmedizinisch betreut werden müsste und ich mich wieder schuldig fühle. Ist es nicht zu egoistisch, dieses Risiko einzugehen?

Was wäre wenn ich wieder einen schweren Rückfall erleide? Wer kann dann zwei Kinder von mir versorgen? Was wäre, wenn ich dann nie wieder so fit werde wie ich es jetzt bin? Soll ich diese Risiken eingehen oder mich zufrieden geben mit diesem süßen kleinen Kerl, den ich habe? Was soll ich im Falle einer Behinderung des Kindes oder einer Mehrlingsschwangerschaft machen? Werde ich im Falle einer erneuten Schwangerschaft eventuell durch die Erinnerungen an damals aus der Bahn geworfen?

Eigentlich wollte ich nie ein Einzelkind, und ich wünsche mir auch für meinen Sohn noch ein Geschwisterchen.

Nach vielen Monaten des Abwägens habe ich mein Herz entscheiden lassen. Wir werden es in einigen Monaten Mutter Natur überlassen. Und sollte ich dann erneut in den Genuss einer Schwangerschaft kommen, habe ich im Vorfeld ein komplexes Netz an Unterstützung gespannt.

Vielleicht wird ja auch alles viel besser als beim ersten Mal. Ich finde, ich hätte es verdient!

Gute Mutter, schlechte Mutter – die doppelte Buchführung

Britta (36)

Im August wurde mein Sohn geboren. Bei der Geburt gab es Komplikationen und ich entband per Kaiserschnitt. Nach der Entbindung fühlte ich eine unendliche Traurigkeit. Mein Sohn war mir sehr fremd.

Direkt nach der Entbindung, noch in der Frauenklinik, schien die Welt allmählich aus den Fugen zu geraten. Ich fand mich nicht mehr richtig zurecht, verlor einen Großteil meines Sprachwortschatzes und war völlig verwirrt. Mitten im Satz wusste ich nicht mehr, womit ich begonnen hatte und ich konnte mir absolut nichts mehr merken. Meine Fremdsprachen, in denen ich sonst verhandlungssicher war, waren völlig abhandengekommen.

Als das Stillen nicht klappte, kam mir in der Verwirrung gar nicht der Gedanke, dass mein Sohn Hunger haben musste. Er schrie natürlich wie am Spieß. Für mich bedeutete das, dass mein Kind bei mir unglücklich war und ich eine schlechte Mutter sein musste. Irgendwann war ich soweit, meinen Sohn in der Klinik lassen zu wollen, damit er bei mir nicht so sehr leiden müsse. Eine Krankenschwester merkte zufällig, dass mein Sohn künstliche Nahrung brauchte. Meine Verwirrtheit fiel im Klinikalltag jedoch nicht auf. Bei einer Stillberaterin erfuhr ich später, dass mein Kind nicht trinken konnte, weil es eine Saugverwirrung hatte.

Ganz schlimm war mein Verfolgungswahn. Jeder schien jeden zu manipulieren und hatte hinterhältige Absichten, die er nicht preisgab. Es schien mir, als hätte ich endlich alles durchschaut und müsse mich vor den Leuten schützen.

Ich dachte auch, die Menschen um mich herum könnten mein Kind so manipulieren, dass es sich irgendwann von mir abwenden würde. Mit der Zeit schoss ich mich auf meine Schwiegermutter ein und verdächtigte sie, dass sie meinen Tod wünsche (mich vergiften wolle), um mir meinen Sohn wegzunehmen. Nachts lag ich weinend neben dem Bett meines Sohnes in der Gewissheit, ihn nicht lange bei mir zu haben.

Leider hatte ich auch Pech mit der Hebamme, die mich überhaupt nicht richtig betreute. Im Laufe der Monate besserte sich meine extreme Verwirrtheit ein wenig, was vielleicht durch den Rückgang der Hormone bedingt war.

Eine weitere Wahnvorstellung war die Idee, ich wäre über eine Art geistige Nabelschnur mit meinem Sohn verbunden, und er könne sterben, wenn ich mit meinen Gedanken nicht stets bei ihm wäre. Das schloss jede Form der Erholung aus, und ich war irgendwann völlig überfordert.

Dazu kamen so wirre Gedanken, dass ich dachte, mein Sohn sei in dieser Welt noch nicht »richtig angekommen«. Ich hatte immer Angst, ihn zu vielen Reizen ausgesetzt zu haben, die er noch nicht verarbeiten könnte: Kassiergeräusche an der Supermarktkasse, laut lachende Menschen, vorbeifahrende Autos, Klappern eines Briefkastens. Ich lief völlig verspannt durch die Straßen mit dem ständigen Gedanken, er könne geschädigt werden durch die Geräusche um ihn herum.

Dadurch war ich ständig angespannt und schlief auch nicht mehr richtig. Ich hatte immer Angst, mein Sohn würde wieder schreien, und trug ihn Tag und Nacht auf dem Arm. Als Folge verrutschten mir drei Bandscheiben im Nacken, und ich hatte zusätzlich noch große Schmerzen. Ich durfte meinen Sohn nicht mehr heben, tat es aber trotzdem, weil ich noch nie Hilfe von anderen angenommen hatte.

Erst nach einem Zusammenbruch akzeptierte ich eine Haushaltshilfe, die mich den ganzen Tag lang unterstützte. Sie brachte Struktur in unseren Alltag. Aber anstatt mich auszuruhen, war ich jetzt panisch, die Haushaltshilfe könnte mir mein Kind wegnehmen.

Dadurch begannen die Suizidgedanken, ich hatte den starken Drang, mir die Pulsadern aufzuschneiden. Ich brauchte meine ganze Kraft, mich davon abzuhalten. Wäre mein Sohn nicht gewesen, hätte ich mich selbst in eine Klinik eingewiesen. Aber alleine zu gehen war keine Option.

Ich wusste überhaupt nicht, was mit mir los war und diejenigen, die ich konsultierte, auch nicht. Ein Therapeut meinte »Sie haben aber komische Gedanken!«, ein Arzt sagte mir »Der Stress gehört zum Mutterdasein dazu«. Das Problem war aber auch, dass ich nach außen hin wohl eine gute Mutter war und eine gute Verbindung zu meinem Kind hatte. Nur fokussierte sich bei mir alles auf die negativen Gedanken und Eindrücke. Ich konnte mich außerdem ziemlich gut zusammenreißen, man sah mir den schlechten Zustand nicht an. Ich bekam sogar Komplimente, weil ich so gut aussah.

Die ersten Tage alleine mit meinem Sohn ohne die Haushaltshilfe waren wunderschön. Aber dann kam der Absturz, und ich fiel in ein tiefes Loch. Ich hatte depressive Phasen, in denen ich mich nicht mehr rühren konnte.

Wenn mein Sohn dann schrie, konnte ich nicht zu ihm kommen. Ich war wie gelähmt.

Dadurch, dass ich nervlich so am Ende war, wurde ich immer gereizter. Mein Freund bekam das alles ab. Irgendwann richtete sich meine Gereiztheit aber auch gegen meinen Sohn. Ich brüllte ihn manchmal plötzlich an, und einmal kam ich erst wieder zur Besinnung, als ich gerade seinen Kinderwagen durchrüttelte. Da wusste ich, dass ich Hilfe brauchte.

An diesem Punkt begann ich zu recherchieren und fand im Internet schließlich den Verein Schatten & Licht mit den Informationen über postpartale Depressionen und Psychosen. Endlich konnte ich meine Gefühle und mein Verhalten einordnen und versuchte, so schnell wie möglich in einer der Mutter-Kind-Kliniken unterzukommen, die Schatten & Licht empfiehlt. Leider klappte es aufgrund eines Personalwechsels nicht, dass ich gleich in einer Klinik aufgenommen wurde.

Zu diesem Zeitpunkt lebte ich bereits völlig isoliert. Anrufe von Freunden nahm ich nicht mehr an. Das Gefühl, dass alle nur etwas Böses im Schilde führen und ein weiterer Kontakt für mich nicht gut wäre, hatte überhandgenommen. Auf dem Spielplatz fragte eine Frau, ob wir uns nicht mal zum Kaffee treffen wollen. Fortan mied ich diesen Spielplatz und wich der Frau aus. Auch die Leute auf der Straße schienen mir suspekt. Jeder Mann, der mit meinem Kind witzelte, war ein potenzieller Kindesmissbraucher, jede Frau eine Kindesentführerin.

Die Verwirrtheit nahm in unbekanntem Maß wieder zu. Ich konnte Gedanken nicht zu Ende führen, vergaß nach Sekunden wieder, was ich eigentlich tun wollte, und wusste vor allem nach wenigen Minuten nicht mehr, was ich vorher getan hatte. Die Stunden zerfielen in zusammenhangslose Fetzen. Die Versorgung meines Kindes war mir nur noch möglich, weil ich den gesamten Tagesablauf nach der Uhr richtete. Ich wusste, dass wenn der kleine Zeiger auf der Elf steht, er schlafen musste, oder es Essen gab, wenn der Zeiger die Eins erreichte. Lief etwas außerplanmäßig, war ich völlig aufgeschmissen.

Ich war am Ende meiner Kräfte. Jetzt wollte ich mich aus dem Fenster stürzen. Ich konnte das Gefühl, eine schlechte Mutter zu sein, einfach nicht mehr ertragen. Manchmal überkam mich deswegen auch der Wunsch, mein Kind im Kinderwagen stehen zu lassen, einfach wegzugehen und woanders ein neues Leben anzufangen.

Ein Jahr nach der Geburt meines Sohnes wurde ich schließlich auf der Mutter-Kind-Station des PZN Wiesloch aufgenommen. Ich bekam Medikamente, die meinen Zustand schnell besserten. In den Therapiestunden lernte ich, dass mein Sohn Zutrauen zu mir hatte, ich es nur nicht wahrnehmen konnte. Ich lernte, was ich als Mutter alles gut mache und dass mein Kind gut auf mich reagiert. Auch dass ich andere Betroffene kennen lernte, half mir sehr. Wir Mütter hielten zusammen. Meine Fremdsprachen kehrten langsam wieder in mein Gedächtnis zurück.

Erst in der Klinik erfuhr ich, dass ich eine schwere Depression mit psychotischen Symptomen hatte. Ich wurde sechs Wochen lang stationär behandelt. Mein Freund unterstützte mich während dieser schwierigen Zeit ganz toll. Und er hilft mir heute noch. Ich bin weiterhin in psychiatrischer und psychotherapeutischer Behandlung. Ich kann noch nicht arbeiten, aber meinen Alltag kann ich jetzt schon viel besser bewältigen. Und ich beginne, über ein Geschwisterchen für meinen Sohn nachzudenken...

Wenn die Depression schon in der Schwangerschaft beginnt – und die Unterstützung fehlt

Elke, 34 Jahre

Mitten in einem partnerschaftlichen Kontext, den ich als sehr belastend empfand, wurde ich schwanger: Ich hatte ein völlig ambivalentes Verhältnis zu Michael, meinem Ex-Partner, mit dem ich einige Jahre lang eine Beziehung gehabt hatte. Einerseits vermisste ich zutiefst die Sicherheit und Geborgenheit, die mir die Beziehung zu ihm gegeben hatte, die aber andererseits platonischer Art gewesen war und deren Mangel an Erotik ein Hauptgrund gewesen war, meinen Partner zu verlassen.

Nun war ich schwanger von Viktor, den ich in erster Linie erotisch und auf Grund seines distanzierten, mitunter unnahbaren Verhaltens aufregend fand, der mir aber keinerlei Sicherheitsgefühle vermittelte.

So war die Schwangerschaft von Anfang an ambivalent: in meiner vorherigen Beziehung war ich zweimal schwanger geworden und hatte zwei frühe Fehlgeburten erlebt; ich wünschte mir also ein Kind, aber die nun ungeplante Schwangerschaft war mit großer Angst besetzt. Ich fürchtete, dadurch endgültig einen Menschen zu verlieren, ohne den ich das Gefühl hatte, der Welt schutzlos ausgesetzt zu sein. Gleichzeitig wünschte ich mir sehnlichst, diese Sicherheit in mir selbst zu finden.

Die ersten Monate der Schwangerschaft verliefen wegen meiner großen Nervosität insgesamt nicht wirklich glücklich, waren aber auch nicht katastrophal. Das lag vor allem daran, dass Viktor sich sehr freute und dementsprechend aufmerksam und liebevoll war. Dennoch, die in mir schlummernde Versagensangst und die Befürchtung, denjenigen verlassen zu haben, dessen Liebe ich mir sicher war und der mich immer wieder beruhigt hatte, ließen mich nicht los.

Sehr schwierig wurde es, als ich am Ende des Sommers eine Woche bei meinem Vater verbrachte. Die Besuche bei meinem Vater waren seit der Trennung meiner Eltern immer schwierig gewesen, diesmal war es nicht anders. Es stellte sich wieder das permanente und grausame Gefühl des Ungenügens ein, und die »Selbstbewachung« bei jedem Gedanken wurde schärfer als sonst. Ich bemühte mich mit jedem Wort, das Interesse meines Vaters zu wecken. Die depressiven Gedanken drängten sich auf. Als ich versuchte, meinem Vater die Angst vor dem Gefühl des Ungenügens mitzuteilen, reagierte er, wie er es so oft getan hatte, sehr schroff, geradezu brutal. Ich brach innerlich zusammen und flüchtete zu meiner Tante, bei der auch meine Mutter zu der Zeit zu Besuch war. Als Viktor nachkam, half mir seine Gegenwart.

Dem mit Viktor geplanten dreiwöchigen Urlaub an einer Mittelmeerküste sah ich mit ruhiger Freude, aber ohne Enthusiasmus entgegen. Ich konnte meinen Kopf nicht abschalten. Der Plan bestand darin, die ganze Küste mit den Linienbussen des Landes entlangzufahren. Dass das in meinem Zustand vielleicht mehr Anstrengung als Erholung bedeuten würde, daran dachte ich in meinem ständigen Bemühen, es Viktor recht zu machen und ihm zu gefallen, nicht. Die ersten Tage verliefen gut. Aber wirklich »loslassen« konnte ich nicht und am wenigsten, wenn wir miteinander schliefen. Es bedrückt mich besonders, dass ich auch dann nicht zu genießen in der Lage war und der Leistungsdruck mich bis dorthin verfolgte.

Schließlich begann die Situation zu eskalieren. Wir stritten uns; den Grund dieses Streits habe ich vergessen, er war banal. Viktor verschloss sich, ein für ihn ganz typisches Verhalten; er wurde abweisend und kalt. Das löste bei mir steigende Unsicherheit und vor allem Angst aus. Ich hatte Angst vor dem Verlassenwerden, vor dem Verlust der Liebe. So wartete ich innerlich in einem Zustand höchster Anspannung nur auf ein Zeichen von Zuneigung, das nicht kam. Ich fühlte mich wie ein kleines Kind vollkommen schutzlos und verloren und bemühte mich doch, die Fassade einer selbstsicheren und soliden Frau aufrechtzuerhalten. Meine Zweifel, die Furcht ihm nicht zu gefallen, ihn nicht zu interessieren, wurden sehr schnell immer größer. Jedes Wort, das ich dachte, wurde innerlich daraufhin geprüft, ob es denn interessant, unterhaltsam, klug genug sei, um es auszusprechen und das Interesse meines Freundes zu wecken und seine Zuneigung für mich zu sichern.

Ich fühlte mich mit jedem Tag mehr in die Enge getrieben. Die Angst wurde panisch, und ich spürte, dass ich sie nicht mehr aufhalten konnte. Die Ahnung, die sich immer mehr bestätigte, dass diese Angst wiederum meinen Freund verängstigen und vertreiben würde, verstärkte sie nur. Ich fühlte mich wie im Sog eines Strudels. Ich konnte nicht mehr schlafen und setzte mich auch darin enorm unter Druck: Ich empfand die Schlaflosigkeit als ein Versagen. Es kam so schlimm, dass ich kurz davor war, alleine abzureisen, was meinen Freund zum Ausrasten brachte und schließlich zu einer, wenn auch lauwarmen, Versöhnungsgeste, die mich davon abhielt, den Urlaub abzubrechen. Leider ging der Absturz weiter. Die letzten Urlaubstage waren grauenhaft. Ich war erschöpft, die Nerven lagen blank, ich konnte nicht mehr essen. Ich versuchte Viktor zu sagen, dass ich mich krank fühlte. Er reagierte mit Härte und Unverständnis.

Die Rückreise über sprach er kein Wort mit mir. Ich bat ihn, mich nach Hause zu begleiten, er lehnte ab. Ich erinnere mich daran, wie ich mich in meine Wohnung schleppte und mich im Wohnzimmer auf den Boden fallen ließ. Ich glaubte, den Verstand zu verlieren und ohnmächtig zu werden. Ich war in absoluter Panik.

Die folgenden Wochen im Herbst waren geprägt von einem permanenten Stimmungswechsel: Es gab Tage, an denen ich Hoffnung fasste, doch die meisten Tage fühlten sich an wie ein verzweifelter Kampf, eigentlich wie ein Albtraum. Die Schlaflosigkeit empfand ich als enorme Qual. Ich meinte verrückt zu sein. Ich hatte das Gefühl, von den äußeren Bedingungen her sei es mir niemals besser gegangen, ich sei schuld, mein Charakter sei die Ursache für alles. Es fühlte sich an, als sei ich dazu verurteilt, an meinen eigenen giftigen Gedanken zu Grunde zu gehen.

Dabei hatte sich inzwischen die Reaktion meines Partners grundlegend gewandelt. Als er sah, dass ich ärztliche Hilfe suchte, begriff er scheinbar, wie schlecht es mir ging, und wandte sich mir wieder zu. Inzwischen konnte ich aber seine Gegenwart nicht mehr ertragen, sie löste nur Angst aus. Ich fühlte mich in seiner Anwesenheit unfähig, »loszulassen«, locker zu sein. Ich fühlte nur den Druck des Gefallen-Wollens, der mir nun absolut unerträglich war. Inzwischen war auch meine Mutter gekommen, um mich zu unterstützen. So entstand die seltsame Situation, dass ich schwanger mit meiner Mutter zusammenlebte und den Vater des Kindes, obwohl er nun beharrlich anrief und an meiner Seite sein wollte, nicht mehr aushalten konnte. Die Gegenwart meiner Mutter war sehr zwiespältig: Einerseits tat es mir gut, nicht alleine zu sein, andererseits verstärkte sie meine zwangsartigen Gedanken. Ich begann wieder, wie ich es damals als etwa 20-Jährige, als ich noch bei ihr wohnte, getan hatte, sie ritualartig um Zuspruch und Beruhigung zu bitten.

Mit dem Psychiater, der mir in dieser Zeit half, entschieden wir kurze Zeit später, um Aufnahme in die Universitätsklinik zu bitten. So kam ich in die Psychiatrie und blieb dort bis zur Geburt meiner Tochter. Im Nachhinein denke ich, dass ich diesen Schritt viel früher hätte machen müssen, wahrscheinlich schon nach meiner Rückkehr aus dem Urlaub. Etwa zwei Wochen vor der Geburt stellte sich eine relative innerliche Ruhe ein, um die ich besonders auch im Rückblick sehr dankbar bin. Ich begann, mich auf meinen Körper zu konzentrieren und auf die Geburt. Die ständig kreisenden Gedanken hörten auf.

Die Geburt fand sechs Tage nach dem errechneten Termin statt. Die Wehen begannen zwei Stunden, nachdem ich auf Anraten meiner Hebamme ein Nelkenöltampon eingeführt hatte. Wir fuhren gegen 19 Uhr zur Klinik, und entgegen den Erwartungen der Ärzte verlief die Geburt relativ schnell. Kurz nach Mitternacht kam meine Tochter natürlich und ohne Schmerzmittel gesund zur Welt. Um die Wehen zu ertragen, hatte ich ein warmes

Bad genommen und war auf Viktor gestützt ein wenig umhergegangen. Ich hatte mich nicht prinzipiell gegen eine Betäubung entschieden, wollte die Schmerzen abwarten und im Verlauf der Wehen ggf. um eine Narkose bitten. Das tat ich an einem gewissen Punkt; die Muttermundöffnung war dann aber bereits fast vollständig, und die Hebamme ermutigte mich, auf die PDA zu verzichten. Zwanzig Minuten später war unsere Tochter dann auch da. Die Phase der Presswehen habe ich allerdings als äußerst schmerzhaft und extrem in Erinnerung. Ich presste im Liegen mit Unterstützung der Hebamme und einer Ärztin. Mir schien, ich verlöre vollkommen die Kontrolle über mich selbst. Die unmittelbaren Minuten nach der Geburt habe ich leider nicht in Erinnerung behalten: ich kann mich weder an die Nabelschnur erinnern, noch daran, dass mein Partner sie durchtrennte. Auch der Moment, als ich mein Baby zum ersten Mal sah, ist mir nur ganz dunkel in Erinnerung. Nach der Geburt war ich vollkommen erschöpft. Die Hebamme forderte mich auf aufzustehen und einige Schritte zur Toilette zu machen. Das schaffte ich, setzte mich und fiel in Ohnmacht. Mein Kreislauf war extrem niedrig, und ich wurde über Nacht an einen Tropf gehängt.

Die Woche, die wir dann in der Klinik verbrachten, habe ich in guter Erinnerung. Das Glück, das ich beim Anblick meiner Tochter empfand, war immens. Ich liebte sie vom ersten Tag, es war in den ersten Wochen fast wie ein Liebesrausch. Einen Stimmungseinbruch gab es lediglich am dritten Tag. Ich weinte fast unweigerlich, wusste dabei nicht recht, ob vor Bedrückung oder vor Glück.

Mein Partner gab auch danach seine Wohnung nicht auf. Er verbrachte zwar die allermeiste Zeit in meiner Wohnung. Mehrmals kam es jedoch zu heftigen Auseinandersetzungen, und er zog sich dann auf einige Tage zurück. Ich fühlte mich indes durch meine Tochter viel stärker als zuvor und fürchtete auch den Verlust meines Partners nicht mehr so sehr. Er seinerseits zeigte immer wieder, dass er um jeden Preis Vater sein will und bereit ist, auf vieles zu verzichten, um das Familienleben möglich zu machen. Auch wenn das damalige Gefühl der Verlustangst bezogen auf ihn weg ist, wirklich aufgehoben fühle ich mich in der Beziehung nicht. Dazu kommt, dass Michael, mein Ex-Partner, mir seit dem Klinikaufenthalt und seit der Geburt wiederholt signalisiert hat, dass er trotz allem bereit wäre, die Beziehung zu mir wieder aufzunehmen und sich wie ein Vater um meine

Tochter zu kümmern. Die Zerrissenheit ist also noch da, selbst wenn sie sich nicht mehr so schmerzhaft anfühlt.

Demnächst habe ich einen festen Platz bei einem Verhaltenstherapeuten, zu dem ich Vertrauen habe. Ich hoffe, dass diese Gespräche mir helfen werden.

Panik als Reaktion auf den positiven Schwangerschaftstest. Und die Geschichte eines Frauenpaares

Sibilla, 35 Jahre

Schon als kleines Mädchen träumte ich davon, später einmal zu heiraten und viele Kinder zu bekommen. Als ich jedoch mit Anfang zwanzig merkte, dass ich lesbisch bin, zerplatzten diese Träume wie Seifenblasen.

Drei Jahre, nachdem ich meine jetzige Frau kennengelernt hatte, heirateten wir. Der Kinderwunsch flammte erneut auf, denn ein Leben mit Kindern konnten wir uns beide gut vorstellen. Ein guter Freund half uns, diesen Wunsch zu verwirklichen. Nach 1 ½ Jahren klappte es – sozusagen kurz vor Toresschluss. Als jedoch die Frauenärztin meine Schwangerschaft bestätigte, brach statt purer Freude blankes Angst und Entsetzen aus.

Ich konnte nachts nicht mehr schlafen, hatte Panikattacken mit Schweißausbrüchen und Herzrasen. Und immer dieselben Gedanken: »Ich will das nicht«, »Ich schaffe das nicht«, »Ich kann keine gute Mutter sein« oder »Wir verhungern«. Tagsüber war ich dann so durch den Wind, dass ich so gerade meinen Job auf die Reihe bekam. Permanent hatte ich ein Grundangstgefühl, mir war im wahrsten Sinne des Wortes übel vor Furcht. Ich fühlte mich als Versagerin, plötzlich auch als schlechte Physiotherapeutin und als schlechter Mensch. Immer öfter dachte ich an Abtreibung, das schien mir die einfachste Lösung zu sein. Meine Frau erledigte die alltäglichen Dinge, und ich saß deprimiert und antriebslos vor dem Fernseher bzw. jammerte ihr die Ohren voll.

In der achten Schwangerschaftswoche entschied ich mich, etwas zu unternehmen, denn so ging es nicht mehr weiter. Ich fuhr jedoch zweigleisig:

Zum einen begann ich eine Verhaltenstherapie, andererseits besorgte ich mir einen Termin bei Pro Familia für das nötige Beratungsgespräch, um eine Abtreibung vornehmen lassen zu können. Die Bescheinigung erhielt ich ohne Probleme. Gleichzeitig lernte ich aber durch meine Psychotherapeutin, dass meine Ängste nicht primär mit dem Kind zu tun hatten, sondern mit mir selbst. Die »Rahmenbedingungen« für die Familiengründung schienen nahezu perfekt: stabile, liebevolle und ausgewogene Beziehung, abgeschlossene Berufsausbildung und seit zehn Jahren eine unbefristete Vollzeitstelle. Auch meine Frau hat ein festes Arbeitsverhältnis bei einer 4-Tage-Woche. Finanziell sieht es also nicht schlecht aus. Dazu kommt ein fester, stabiler Freundeskreis. Aber im Inneren habe ich seit der Jugend starke Minderwertigkeitsgefühle – ob in der Schule, während der Ausbildung, im Beruf und auch im Privatleben. Da sind wieder die leidigen Gedanken wie: »Die anderen sind viel besser als ich«, »Ich kann das bestimmt nicht«, »Keiner mag mich«, »Ich bin hässlich und unattraktiv«, gekoppelt mit Existenzängsten. Diese Gefühle und Ängste waren sicher in einer Schublade verborgen, so dass sie in meiner sicheren und kontrollierten Welt, die ich mir geschaffen hatte, nur selten wahrnehmbar waren. Ich sah sie nie als Problem an. Aber mit der Schwangerschaft sprang diese Schublade mit voller Wucht auf.

Die Drei-Monats-Frist verstrich, ohne dass ich eine Entscheidung gegen das Kind getroffen hatte, es war jedoch auch keine Entscheidung dafür. Meine Frau war übrigens der Ansicht, dass wir das auf jeden Fall gemeinsam schaffen würden, und strikt gegen eine Abtreibung.

Nun ging es erst recht los mit meinen Ängsten, denn ich hatte kein Hintertürchen mehr. Ein einziger Gedanke beherrschte mich: »Ich will nicht!«. Manchmal schlug und massierte ich meinen Bauch in der Hoffnung, dass »es« von alleine abging. »Es« tat mir den Gefallen allerdings nicht. Also beschloss ich, »Es« nach der Geburt zur Adoption frei zu geben, ein »neues Hintertürchen«. Diese Gedanken zermürbten mich, ich schlief kaum und wurde auf der Arbeit immer zerstreuter. Auch die Beziehung litt unter der Anspannung.

Zu diesem Zeitpunkt empfahl mir meine Psychotherapeutin, einen Termin bei Frau Prof. Rohde zu machen, damit ich medikamentöse Unterstützung erhielt. Erst zögerte ich, da ich noch nie ein Freund von Medikamenten war. In meiner Not machte ich aber schließlich einen Termin aus. Ich bekam ein angstlösendes und beruhigendes Antidepressivum verschrieben. Ich startete mit einer halben Tablette und steigerte später auf eine ganze. Die Wirkung war verblüffend: Ich nahm die Tablette abends und fühlte mich danach immer recht schnell müde und dämmrig, so dass ich einschlafen und auch durchschlafen konnte. Nach etwa einer Woche ging es mir auch tagsüber besser. Meine ständige Unruhe und Ängstlichkeit ließ nach, und das permanente Übelkeits- und Brechgefühl verschwand fast. Ich konnte Dinge wieder genießen: gemütlich zu Abend essen, entspannt einen Kaffee trinken, einen Film schauen, mich mit Freunden treffen, spazieren gehen, ohne diese ständig kreisenden Gedanken zu haben. Parallel ging ich weiterhin einmal pro Woche zu meiner Verhaltenstherapeutin. Wir ergründeten, warum ausgerechnet jetzt, während der Schwangerschaft, die Schublade aufgegangen war. Wir untersuchten, was sich alles in ihr befand, und versuchten Ordnung zu schaffen.

Körperlich ging es mir während der gesamten Schwangerschaft blendend. Selbst am Tag der Entbindung machten wir noch eine kleine Wanderung in der Eifel, und nachmittags war ich mit dem Fahrrad unterwegs. Zwei Wochen vor der Geburt hatte ich das Antidepressivum abgesetzt und glaubte, dass ich es nach der Geburt nicht mehr brauchen würde. Vor der Geburt selber hatte ich keine Angst, ich sah sie mehr als spannende Herausforderung und Erfahrung.

Nach einer recht langen Geburt – aber ohne Komplikationen – brachte ich ein gesundes kleines Mädchen zur Welt. Irgendwie war ich zum ersten Mal seit Feststellung der Schwangerschaft wieder stolz auf mich.

Am nächsten Tag wollte ich einfach nur nach Hause. Die Klinik mit den vielen (scheinbar perfekten) Müttern und Babys lösten in mir meine altvertrauten Angst-Panik-Minderwertigkeitsgefühle aus.

Die ersten sechs Wochen zu Hause waren die Hölle. Ich erfüllte die körperlichen Bedürfnisse der Kleinen, aber ansonsten versuchte ich zu verdrängen, dass sie da war. Sobald ich die Chance hatte, traf mich mit Freunden, pflegte meine Hobbys und wäre am liebsten gar nicht mehr nach Hause zurückgekehrt. Ich wollte sie nicht, lehnte sie ab, und mir fehlte jede emotionale Bindung, obwohl sie mich in ihrer Hilflosigkeit manchmal irgendwie berührte. Und immer dieses Gefühl »Ich schaffe das nicht«. Ich war froh, dass meine Frau sich intensiv um die Kleine kümmerte und eine Bindung zu ihr aufbaute.

Durch das nächtliche Stillen und meine erneuten Angst- und Panikattacken und die damit verbundenen Schlaflosigkeit geriet ich wieder in eine Endlosschleife. Morgens fühlte ich mich gerädert, müde, traurig und ohne jede Energie. Es schien, als sei ich der neuen Situation hilflos ausgeliefert. Mir ging es so schlecht, dass meine Psychotherapeutin mir den Rat gab, mit der Kleinen in eine psychosomatische Klinik zu gehen. Sie gab mir die Telefonnummer mit dem Hinweis, dass ich jederzeit dort anrufen könne. Mit meiner Frau traf ich die Vereinbarung, sollte es mir nach einem Jahr immer noch so schlecht gehen, würde sie mit der Kleinen wegziehen.

In dieser Situation bekam ich von Frau Prof. Rohde ein Antidepressivum, mit dem ich weiter stillen konnte. Es ging mir zunehmend besser, ich schlief wieder besser und kam morgens gut aus dem Bett. Ich schaffte auch etwas im Haushalt und versorgte die Kleine. Peu à peu entstand in mir das Gefühl »ich schaffe das«.

Als die Elternzeit meiner Frau sich dem Ende näherte, kam wieder die altvertraute Panik auf, und ich sah mich schon mit der Kleinen in der Klinik. Aber überraschenderweise kam ich gut klar – mit mir, mit meiner Tochter, und die Wohnung sah auch weiterhin ordentlich aus. Ich fühlte einen gewissen Stolz in mir aufkeimen.

Jetzt ist unsere Tochter fast sechs Monate alt. Sie erkennt mich und reagiert auf mich, und mittlerweile habe ich eine tiefe Zuneigung zu ihr entwickelt. Ich liebe es, sie zu stillen, mit ihr zu spielen oder sie im Tragetuch durch den Wald zu tragen. Wenn sie mich anstrahlt und glücklich gluckst, geht mir wirklich das Herz auf.

Natürlich kommen zwischendurch mal hin und wieder Unsicherheiten und auch Ängste hoch, aber längst nicht mehr in dem Maße wie früher. Durch die Verhaltenstherapie, zu der ich jetzt alle 3–4 Wochen gehe, erlerne ich eine Art Handwerkszeug, wie ich in bestimmten Situationen handeln und vor allem denken kann. Die Psychotherapie tut mir weiterhin sehr gut, wobei die Umsetzung mal mehr, mal weniger gut klappt. Außerdem lässt mir meine kleine Tochter gar nicht mehr so viel Zeit zum Grübeln und Ängste aufbauen. Sie lehrt mich, im Augenblick, im Hier und Jetzt zu leben und nicht darüber nachzudenken, was in zwei oder sechs Jahren sein könnte.

Jetzt bin ich einfach froh, dass ich mich nicht gegen sie entschieden habe. Sie ist eine Bereicherung für mein Leben und auch für die Beziehung zu meiner Frau. Nun fühle ich mich wohl in meiner neuen Lebenssituation und genieße es, Mutter zu sein – und manchmal, ganz manchmal, blitzt der Gedanke an ein zweites Kind auf…

Nachtrag: Mittlerweile ist unsere kleine Tochter 9 Monate alt. Sie reagiert, agiert, lacht und ich möchte sie aus meinem Leben nicht mehr wegdenken. Ich spüre immer wieder, dass ich stolz bin, stolz auf sie und stolz auf mich. Und das ich hineingewachsen bin in die Rolle als Mutter, mit dem Gefühl »Ich bin eine gute Mutter«. Der Alltag mit Kind fällt mir erstaunlich leicht, ich habe Spaß daran, ich bin nicht isoliert, sondern lerne problemlos andere junge Mütter kennen, ich bin ganz anders als meine Mutter, unsere Tochter hat ganz andere und gute Startbedingungen, als es bei mir selbst der Fall war. Aufgrund meiner Kindheitsgeschichte und der doch sehr komplizierten Beziehung zu meiner Mutter bin ich froh, dass ich nun in meiner neuen Rolle angekommen bin und unser Familienleben einfach genießen kann.

Und was würde ich, rückblickend, mit dem jetzigen Wissen anders machen?

Das einzige, was ich ändern würde: Ich würde so schnell wie möglich wieder das Antidepressivum nehmen. Am besten direkt am Tag nach der Geburt, damit die postnatalen Ängste und Paniken und die daraus resultierende Depressionen erst gar keine Chance haben zu entstehen.

Und die Sicht von Mama Ute, 44 Jahre

Alles begann ganz normal, fast schon klassisch: wir lernten uns kennen, verliebten uns ineinander, zogen zwei Jahre später zusammen, und Ende des Jahres heirateten wir.

Kinder waren immer wieder mal Thema. Allerdings war ich meinerseits mit dem Thema im Grunde durch, da ich ein paar Jahre älter bin als meine Frau. Die Kinder meiner Freunde sind mittlerweile alle so zwischen acht

und zwölf Jahre alt; vor zehn Jahren hätte ich wohl auch gerne Kinder haben wollen, aber zu der Zeit fehlte mir die Partnerin. So ganz abgeneigt
war ich jedoch nicht. Meiner Frau war das Thema Kinder aber sehr wichtig,
und je mehr wir darüber sprachen, desto inniger wurde der Wunsch. Nun
war die Umsetzung des Kinderwunsches nicht ganz so einfach – wir sind
ein Frauenpaar. So machten wir uns im Vorfeld viele, viele Gedanken über
das »wie« und mit »wem«. Wir setzten uns einen zeitlichen Rahmen, bis
zu welchem Zeitpunkt meine Frau versuchen würde, mittels Samenspende
schwanger zu werden. Aufgrund meines Alters war klar, dass sie das Kind
austragen würde.

Nach etlichen Versuchen geschah das kleine Wunder, meine Frau wurde
schwanger. Die große Freude blieb allerdings aus, stattdessen kamen Zweifel und Unsicherheit auf. Am Anfang glaubte ich, es sei nur eine Frage der
Zeit, sie müsste sich auf die neue Situation einstellen, sich an den Gedanken gewöhnen, und dann würde auch die Freude kommen. Stattdessen
wurde die Situation immer schlimmer. Schlaflose Nächte, Angst- und Panikattacken und ein immer größer werdender Widerstand gegen das Un-
geborene. Dies führte letztlich auch zu großen Spannungen zwischen uns.
Zum Teil konnte ich die Ängste nachempfinden, aber für mich war eine
Abtreibung undenkbar. Wir hatten uns bewusst für ein Kind entschieden;
ich empfand die Tatsache, dass meine Frau auf diesem Wege schwanger
geworden war, als ein Wunder und Geschenk und hatte nun das Gefühl,
sie würde dieses kleine zarte Leben als »Wegwerfware« betrachten. Dies
vereinfachte die Situation nicht wirklich.

Letztlich stand es mir jedoch nicht zu, eine Entscheidung zu treffen, auch
wenn ich natürlich in meinem Denken und Reden nach Möglichkeit für
das Kind argumentierte. So gingen wir gemeinsam zu einem Beratungs-
termin bei Pro Familia, um die notwendige Bescheinigung für eine legale
Abtreibung zu bekommen. In letzter Konsequenz war meine Frau jedoch
nicht in der Lage, dafür einen Termin zu vereinbaren.

Ich hatte nun gehofft, dass mit Verstreichen der Drei-Monats-Frist und der
damit gefallenen Entscheidung für das Kind die Spannungen, Selbstzwei-
fel und Ängste nachlassen würden, zumal sich meine Frau glücklicherweise professionelle psychotherapeutische Unterstützung geholt hatte.
Durch die begleitende Verhaltenstherapie in Kombination mit medika-

mentöser Unterstützung durch ein Antidepressivum und Gespräche in der Gynäkologischen Psychosomatik der Unifrauenklinik Bonn trat im Laufe der Zeit eine gewisse Beruhigung ein, und die extremen Panikattacken ließen nach. Trotzdem verlief die Schwangerschaft wie ein Drahtseilakt mit vielen emotionalen Tiefpunkten, die uns beide an die Grenze der Belastbarkeit brachten und zeitweilig auch unsere gemeinsame Zukunft in Frage stellten. Meinerseits war ich immer überzeugt davon, dass wir auf jeden Fall und sehr gut ein Kind großziehen können. Wir haben alle nötigen Voraussetzungen: eine gesunde, stabile Beziehung, viel Liebe, Geduld, Zeit, finanzielle Sicherheit (soweit man das in der heutigen Zeit sagen kann) und Freunde, die uns unterstützen. Trotzdem waren wir oft an dem Punkt, an dem ich damit rechnete, plötzlich mit unserem Kind alleine da zu sitzen. In allen Auseinandersetzungen bestand ich allerdings darauf, dass erst etwas passiert, wenn die Adoption meinerseits durch ist. Mich emotional auf unsere Tochter einzulassen, die mir dann – mangels Rechtsanspruch – weggenommen werden könnte, dieser Gedanke war für mich unerträglich. So hangelten wir uns von Tag zu Tag, 41 lange Schwangerschaftswochen.

Die Geburt selber war zwar anstrengend, verlief jedoch im Grunde komplikationslos. Mutter und Kind waren wohlauf und gesund, so dass wir bereits am Folgetag wieder nach Hause konnten.

Die ersten Tage und Wochen waren ebenfalls nicht einfach. Während ich mich relativ schnell an unsere neue Lebenssituation gewöhnte und von unserem Töchterchen ganz begeistert war, tat sich meine Frau immer noch recht schwer. Der zunehmende Schlafmangel war da natürlich auch nicht unbedingt förderlich. Glücklicherweise wurden wir nach wie vor gut betreut, sowohl von der Hebamme, die uns immer wieder bestärkte und Mut machte, als auch von der Verhaltenstherapeutin, die besonders die positiven Veränderungen bei meiner Frau hervorhob und verdeutlichte. Weiterhin gut unterstützt durch Gespräche in der Gynäkologischen Psychosomatik und der Umstellung auf ein neues Medikament ging es dann nach und nach besser. Unsere Tochter entwickelte sich und begann zu kommunizieren. Durch die intensive Zeit, die meine Frau und unsere Tochter zusammen verbrachten, und die Sicherheit, die sich im Handling damit einstellte, wuchs langsam, aber sicher eine tiefe liebevolle Beziehung heran. Heute ist unsere Kleine aus unserer Kleinfamilie nicht mehr wegzudenken. Sie bereichert unser Leben ungemein.

8 Weiterführende Informationen

Besonders das Internet bietet heute eine Vielzahl von Informationsmöglichkeiten zu den verschiedensten Aspekten, so auch zu vielen Themen, die in diesem Buch angesprochen wurden. Einige Internet-Adressen, über die man auch weitere Informationen zu Kontaktmöglichkeiten erhalten kann, werden neben den Literaturempfehlungen im Folgenden genannt (ohne dass der Inhalt im Einzelfall der Meinung der Autorin entsprechen muss):

Selbsthilfegruppe für Depressionen nach der Geburt

Schatten & Licht e. V. – Krise rund um die Geburt
Eine Selbsthilfe-Organisation zu peripartalen psychischen Erkrankungen, mit Informationen zu Selbsthilfegruppen, Therapeuten und Mutter-Kind-Behandlungseinrichtungen.
www.schatten-und-licht.de

Medikamente in der Schwangerschaft und in der Stillzeit

Pharmakovigilanz- und Beratungszentrum für Embryonaltoxikologie, Charité Berlin
Beratung über mögliche Risiken bei Einnahme von Medikamenten in der Schwangerschaft und in der Stillzeit.
www.embryotox.de

Rohde, Anke / Schaefer, Christof: Psychisch krank und schwanger – geht das? Ein Ratgeber zu Kinderwunsch, Schwangerschaft, Stillzeit und Psychopharmaka. Stuttgart, Kohlhammer 2014.

Rohde, Anke / Schaefer, Christof: Psychopharmakotherapie in Schwangerschaft und Stillzeit. Arzneisicherheit – Beratung – Entscheidungsfindung. 3., vollständig überarbeitete und erweiterte Auflage. Stuttgart, Thieme 2010.

Verlust eines Kindes

»Initiative Regenbogen« – Glücklose Schwangerschaft e. V.
Kreis von betroffenen Frauen und Männern, die anderen Eltern ihre
Hilfe durch Erfahrungsaustausch und Gespräche anbieten.
www.initiative-regenbogen.de

Internetforum »Maximilian *Projekt*«
Hilfe nach dem Verlust eines Kindes von Anbeginn der Schwangerschaft
bis zum vollendeten dritten Lebensjahr.
www.maximilianprojekt.de

Selbsthilfegruppe »Leere Wiege«
Kontaktkreis für Eltern, die ein Kind durch Fehl-, Tot-, Frühgeburt, kurz
nach der Geburt oder durch einen medizinisch indizierten Schwangerschaftsabbruch verloren haben.
www.leere-wiege.com

»Die Schmetterlingskinder«
Hilfe bei Fehlgeburt, Totgeburt und medizinisch indiziertem Abbruch.
www.schmetterlingskinder.de

Frauenworte e. V. – »Sternenkindereltern«
Zusammenfassung aller Initiativen und Organisationen, die betroffenen
Eltern eine Hilfe anbieten.
www.sternenkinder-eltern.de

Frühgeburt

Bundesverband »Das frühgeborene Kind« e. V.
www.fruehgeboren.de

Elternkreis für Frühgeborene und kranke Neugeborene Mannheim e. V.
www.fruehchen.de

Garbe, Werner: Das Frühchen-Buch. Schwangerschaft, Geburt, das reife
Neugeborene, das Frühgeborene – praktische Tipps für Eltern. 6., neube-
arbeitete Auflage. Stuttgart, Thieme 2011.

Internetforum »Rund-ums-Baby«
  Kompetente Hilfe bei Fragen rund um Frühgeburt und Frühchen
  www.rund-ums-baby.de/fruehgeburt

Traumatisches Erleben (allgemein)

Ermann, Michael: Angst und Angststörungen. Psychoanalytische Kon-
zepte. Stuttgart, Kohlhammer 2012.

Morgan, Sabine: Wenn das Unfassbare geschieht – vom Umgang mit seelischen Traumatisierungen. Ein Ratgeber für Betroffene, Angehörige und
ihr soziales Umfeld. 2., aktualisierte Auflage. Stuttgart, Kohlhammer 2007.

Psychotherapiesuche

Bundespsychotherapeutenkammer
  Informationen zur Psychotherapie allgemein, zu den Therapieverfahren
  und zur Kostenübernahme.
  www.bptk.de

Bundesweiter Psychotherapie-Informations-Dienst (PID)
  Kompetente, kostenlose Beratung bei der Suche nach der geeigneten
  Therapeutin oder dem geeigneten Therapeuten.
  www.psychotherapiesuche.de

»Chance Psychotherapie – Angebote sinnvoll nutzen«.
  Infos rund um das Thema Psychotherapie. Herausgegeben von der
  Verbraucherzentrale NRW. Bestellung über Verbraucherzentrale NRW:
  www.vz-nrw.de

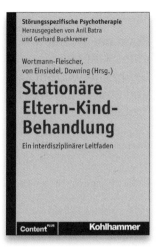
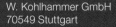
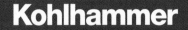

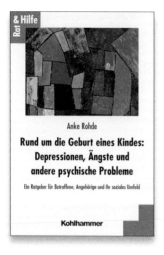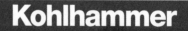